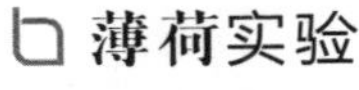
薄荷实验
Think As The Natives

寻找正确的单词

一个关于文学、悲伤和大脑的故事

Cindy Weinstein
Bruce Miller, MD

Finding the Right Words

A Story of Literature, Grief, and the Brain

［美］辛迪·温斯坦 文学博士 ［美］布鲁斯·米勒 医学博士 著 鲍伟奇 译

华东师范大学出版社
·上海·

图书在版编目（CIP）数据

寻找正确的单词：一个关于文学、悲伤和大脑的故事 /（美）辛迪·温斯坦，（美）布鲁斯·米勒著；鲍伟奇译 . — 上海：华东师范大学出版社，2024
ISBN 978-7-5760-4846-9

Ⅰ. ①寻… Ⅱ. ①辛… ②布… ③鲍… Ⅲ. ①阿尔茨海默病－预防（卫生）②阿尔茨海默病－诊疗
Ⅳ. ① R749.1

中国国家版本馆 CIP 数据核字（2024）第 063758 号

寻找正确的单词：一个关于文学、悲伤和大脑的故事

著　　者　〔美〕辛迪·温斯坦　布鲁斯·米勒
译　　者　鲍伟奇
责任编辑　顾晓清
审读编辑　郑絮文
责任校对　姜　峰　时东明
封面设计　周伟伟

出版发行　华东师范大学出版社
社　　址　上海市中山北路 3663 号　邮编　200062
网　　店　http://hdsdcbs.tmall.com/
客服电话　021 — 62865537

印 刷 者　苏州工业园区美柯乐制版印务有限公司
开　　本　890 × 1240　32 开
印　　张　7.75
版面字数　162 千字
版　　次　2025 年 1 月第 1 版
印　　次　2025 年 1 月第 1 次
书　　号　ISBN 978-7-5760-4846-9
定　　价　75.00 元

出 版 人　王　焰

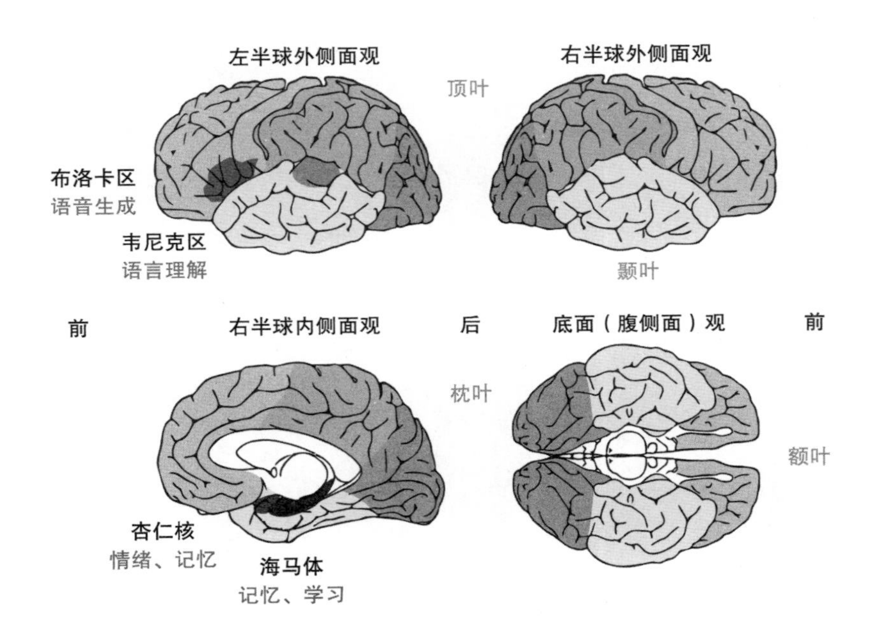

大脑皮质的关键部位

卡洛琳·普里奥洛（Caroline Prioleau）绘制

目录

致读者的话

你将要读到的是一个悲伤的故事，它讲述的是一位了不起的人物、一名父亲，他惨死在早发性阿尔茨海默氏病的魔爪中，他的女儿花了几十年时间才得以从中恢复过来。*

但同时，你将要读到的这个故事，会尽可能地以幽默的笔调写成，来讲述通过学习和分享词汇以寻求慰藉的心路历程。这些词汇来自多个不同的世界：神经病学、文学、从 1960 年代至今的流行文化，以及一个犹太人家庭——他们会在谈话中不

---

* 根据传统，一种新发现的疾病会以第一个描述它的人命名（例如，阿尔茨海默氏病）。这种做法导致了一些歧义（究竟是这个人罹患了这种疾病，还是说这种疾病以这个人的名字命名？）。更现代的用法倾向于保留名字，但去掉所有格形式（“阿尔茨海默氏病”[Alzheimer’s disease] 变为“阿尔茨海默病”[Alzheimer disease]）。而在本书中，我们仍使用传统的形式，因为当时的诊断就是这么称呼的。

时夹杂些意第绪语，就像会在牛腩上撒些盐一样。我们会试图在书中直接解释这些术语词汇，但似乎仍有必要作更深入的定义，特别是对医学词汇。因此，我们在本书的“致谢”后添加了术语表。虽然这本书既不是关于痴呆症[①]的全面讨论，也不是为照护者提供的完整行事指南，但我们还是插入了一些图片和表格，旨在将痴呆症的基本情况介绍给读者，这样当他们首次会见神经科医生（或全科医生）并看到这些图片或听到这些词汇时，就不会感到茫然不解了。

对文学参考文献作更深入的解释似乎也有必要。但与可被定义的神经病学词汇（例如，神经元是一种传递信息的神经细胞）不同，书实在无法被**定义**。以《白鲸》为例：赫尔曼・梅尔维尔 1851 年所著小说，讲述了独腿船长试图杀死咬掉他腿的鲸鱼的故事。明白我们的意思了吗？因此，我们把包括小说、诗歌、短篇故事、戏剧、神经病学著作等在内的参考资料汇集在“推荐阅读”部分中，置于术语表之后。我们希望书中所提及的文献以及摘录的段落，会让你想去阅读（或重读）这些对我们而言意义重大的书。那些凭文学想象力而诞生的作品，以及借科学想象力而涌现的知识，帮助我们寻找到了正确的单词。我们希望它们也能如此帮助你。

---

① “Dementia”一词的译法如今正从“痴呆（症）”逐渐倾向于“失智（症）”，但考虑到目前国内医学领域以及专业文献中并没有系统性地全面改变称谓，本书翻译仍沿用“痴呆症”的译法。（若无特殊说明，从本页起，脚注均为译者注。）

序　言

我今年五十八岁，当母亲打电话跟我说我父亲患有阿尔茨海默氏病时，他也是这个年纪。我目前身在伯克利，这也是二十五岁时的我接到那个电话时所在的城市。尽管已经过去了三十多年——在这期间我结了婚，生了两个孩子，在加州理工学院谋了职，写了一些书，还参加了我父亲的葬礼——我内心深处的一部分却始终被定格在了那一刻。

我回到伯克利是为了追悼我的父亲——在犹太教中，这被称为“守丧”[①]——时值他去世二十多年后。我用我最熟悉的方式——学习、思考、写一本书——来跟他告别。我很清楚，与许多关于阿尔茨海默氏病的回忆录不同，这本关于我父亲的书

① Sitting shiva，犹太教的哀悼仪式，通常持续一周。依照习俗，失去亲人的家庭成员相聚在一起，并在哀悼时断绝与外界的联系。

由我一个人是写不成的。我花了三十年的时间来研究文学，所以我知道只有对某领域了如指掌的人才能以一种让所有读者都能理解的方式来解释其复杂性。我花了一年时间在加州大学旧金山分校的记忆与衰老中心专心学习神经病学，的确已经对这门学科有了一些基本了解，但要让我以足够专业的知识和清晰的条理来叙述这些内容，还远远不行。此外，我需要一位既能解释阿尔茨海默氏病，又能向遭遇其他神经系统疾病（如额颞叶痴呆[①]或路易体痴呆[②]）的家庭分享他渊博知识的合著者。最后，在我父亲患病的那些年里，陪伴我家人的医生也没能帮上什么忙。一方面，那是1980年代，他们对这种疾病知之甚少；另一方面，他们也没兴趣聆听我们家是怎么过日子的。我想与一位前沿科学研究领域的顶尖神经病学专家共同撰写这本书，这样他就能向我解释三十年前在我父亲身上发生了什么。他若还能对我耐心倾听、关怀备至，那就再好不过了。

因此，我邀请记忆与衰老中心的创始人布鲁斯·米勒博士来与我一起写一本关于痴呆症的书，这样我就可以讲述我父亲罹患阿尔茨海默氏病的故事，而他也可以向那些可能没有神经

---

① Frontotemporal dementia（FTD），包含行为变异型额颞叶痴呆（behavioral variant frontotemporal dementia，bvFTD）、语义变异型原发性进行性失语（semantic variant primary progressive aphasia，svPPA）、非流利变异型原发性进行性失语（nonfluent variant primary progressive aphasia，nfvPPA）等临床综合征的集合术语。上述病症均累及大脑的额叶与颞叶。该术语有时特指bvFTD。

② Lewy body dementia（LBD）或dementia with Lewy bodies（DLB），与运动障碍、视幻觉、波动性思维能力与注意力改变有关的一种进展性的神经退行性疾病，其特征是存在路易体。

病学学位的人讲解有关痴呆症的科学知识。这本书的论点隐含在它的合著形式中：采取跨学科的手段是帮助遭遇阿尔茨海默氏病和其他痴呆症的家庭应对疾病变故的最佳方式。只有与那些家庭同时分享情感挑战和科学挑战的故事，才能使他们得到最好的关怀和照顾。为此，最合适的做法是将家庭成员和医生的观点结合起来。在这个过程中，家庭成员获得了神经病学方面的知识，从而了解了更多的专业信息，在支持和照护方面更为自信；而医生则了解了家庭的经历，从而变得更有同理心，能更好地理解他们的情感需求。

在同意写这本书的时候，布鲁斯可能不知道我想让他也与我一起守丧。连我自己都不知道我在守丧，他又怎么可能知道呢？但他对我的故事抱以深切的情感认同，并且愿意以我的故事为出发点来帮助其他遭遇痴呆症的人们，这些都给予了眼睁睁目睹深爱的父亲失去理智、遭受痛苦的我以无比的慰藉，从而让我恢复了关于他的记忆。声称父亲失忆了的我，自己竟也失忆了，这股讽刺意味倒是深深铭刻在我心头。

父亲仍在世时，我写的第一本书的题词是这样的："献给我的父母，他们的记忆在我心中是安全的。"事实证明，我无法保全爸爸[①]的记忆力，但我可以保全我对他的记忆。然而在这离奇的命运转折中，为了确保其安全，我把它们藏在了我触不到的地方。它们是如此弥足珍贵，而我又如此毛手毛脚。我无法相

① 原著中经常混用"父亲"（father）和"爸爸"（dad），以及"母亲"（mother）和"妈妈"（mom），译文中也尽量与原文口吻保持一致。——编注

信自己能守护好它们。回想起不堪的往事令人备受煎熬，重拾起美好的记忆则愈发令人痛彻心扉。如同被困在琥珀中的化石一般，无法动弹，无处遁逃。这就是我的处境。今年，在布鲁斯的帮助下，我终于找到了回想起它们的力量。本书记录了这些回忆，并讲述了寻找它们的故事。

在了解大脑如何工作以及大脑如何受损的过程中，我得以重温医生们口中关于我父亲阿尔茨海默氏病的临床表现——例如，父亲的寡言少语。有了这样的理解以及时间的推移，我可以从一个不同的角度重新审视我父亲的形象，当我的关注重点从我对父亲临床表现的悲伤转变为他的临床表现本身时，我豁然开朗了。这可以用万花筒作一个很好的类比。阿尔茨海默氏病仿佛把我父亲撕成了碎片，每当我透过万花筒看父亲时，我就只能看到他已然成为的碎片，以及那种支离破碎的感受。正如前面那句话的最后一部分所表明的，在很长一段时间里，我思考这个疾病的角度都只从自己出发——我的丧父，我的悲伤。去学习神经病学就是为了调整我所需要的万花筒，使父亲回归至故事的中心，从而让一切再次清晰、明朗。正如随后的章节中即将阐明的那样，这种视角上的转变并没有消除痛苦，但它已经产生了深远的益处。它让我和父亲靠得更近了。现在，我能回想起他来了。

通过直视最痛苦的回忆，让我得以寻回最快乐的往昔。而这正是本书的架构所在。本书开篇于对诊断结果的震惊，随后从方方面面深入描绘了疾病的临床表现，而布鲁斯则纵观历史，回顾了诊断变迁的古往今来。由于父亲的首发症状是找词困难——这对我来说尤为重要，因为那时我作为文学学者的职业生涯才刚刚起步——它成为了我与布鲁斯讨论语言和阿尔茨海默氏病时的主题。随着父亲病情的恶化，他的空间定向能力开始瓦解，而我也一样；我的意思是，我丢失了我的个人空间，忘记了自己是谁。作为呼应，布鲁斯深刻思考了神经退行性疾病对患者本人以及他们亲人的身份认同所产生的深远影响。此外，他还生动地解释了为什么阿尔茨海默氏病患者会找不着北。我父亲阿尔茨海默氏病的最后表现之一与他的行为有关，在我印象中那包括他抑郁情绪最明显的体现：他所发出的一种独特声音。这种声音之前我没能回想起来，或者说根本无法回想起来，因为那是他受苦受难的声音。通过回忆父亲的阿尔茨海默氏病，我写下了最后一章，抵达他疾病的另一端，回到他生病前的时光。终于，我能够完整地回想起他了。作为呼应，布鲁斯解释了记忆的工作原理。我终于可以讲述那些我在 1997 年第一次守丧时无法讲述的故事了。

犹太人守丧的传统是人们要到家里来待上几天，带来很多不健康但美味的食物，并分享对逝者的回忆。当我那早已失去了记忆和其他无数东西的父亲享年七十岁与世长辞之际，我们举行了守丧的仪式。但这一切都是错的。讲述父亲在罹患阿尔茨海默氏病之前的快乐往事似乎是不可能的，因为我们的生活、他的生活早已被他的疾病所界定了。或许，我们因此更有理由去回忆那些美好的事情。但总的来说，我们做不到。拉比[1]讲述

① Rabbi，来源于希伯来语，犹太教中负责执行教规、律法并主持宗教仪式之人。

了一个关于临终和回忆的乏味寓言。我清楚地记得他拿了一杯水，往里面倒了糖，然后糖就溶解了。我们就是那水，爸爸就是那糖。差不多是这个意思吧；但我已经转身离开了，心想着读一读垮掉派诗人艾伦·金斯伯格的《卡迪什》这首悼念他亡母的诗会更有意义。也许我应该更仔细地听一听拉比的话。又或者我应该花时间陪我的孩子们，萨拉和萨姆，他们当时分别是三岁和一岁。在爸爸临终和为他守丧的那段日子里，我和他们一起循环往复地看《狮子王》。我记得每每听见《生生不息》这首歌，我都忍不住要从我和辛巴的经历的类比中退缩。

在那段极度悲痛的日子里，我母亲决定卖掉她和爸爸曾经住过的房子。她无法忍受待在一个充满痛苦的地方，想要马上离开。我是说**马上**。我们一边感谢别人送来一盘盘的咸牛肉和肉桂核桃鲁拉卷[①]、刷洗盘子、假装一切都好，一边准备把房子卖出去。我妈妈在那之后不久就把房子卖了，然后在接下来的几年里搬了好几次家。但她一直找不到自己的归宿。她人生的最后几年是在加州与我们家一起度过的，这让我非常高兴。我没能、也没有照顾好我父亲，但我照顾好了她。在她弥留之际，我把她拥在怀里。我真希望在我父亲临终之时我也那么做了。

通常，像我们这样的家庭会举行数天的守丧仪式，其间通过星期五的夜间礼拜来诵读悼词[②]，并与逝者告别。因为第一次

① Rugelach，来源于意第绪语，一种涂满黄油的、片状的、黏稠的犹太传统糕点，通常填有巧克力片、葡萄干或坚果。

② Kaddish，来源于希伯来语，一种在犹太教堂礼拜中使用的祈祷文，常在葬礼和哀悼期间诵读。

我没能做好，所以我需要重新来过。因为自从父亲生病直至去世，再到我愿意接受这段时间里所发生的一切，已经过去了这么多年，我需要守一整年的丧（实际上这正是非常虔诚的犹太教徒会做的事情）。我知道这确实是一段很长的时间，但如果你把一件事延误了三十多年，弥补延误造成的损失也需要多花一些时间。我就像一个瘪了的轮胎，一直躺在店里等着技师来修补。现在，我终于被修补好了。

* * *

因为我习惯从文学的角度思考，所以我发现，赫尔曼·梅尔维尔笔下的巴特尔比是最能抓住我这些年心理状态的人物。出版于 1853 年的《书记员巴特尔比》讲述了一名工人的故事，他按照他的老板——他公司的律师，同时也是故事的叙述者——要求的那样复制法律文件。起初，他是一个称职的员工，但突然间，他开始拒绝完成老板分配给他的工作。

巴特尔比在回答老板的要求时说道："我不乐意。"这句话和《白鲸》开头的那句"管我叫以实玛利吧"[①]一样著名。这种意愿虽不是决绝的反对，但却起到了相似的作用，它把叙述者逼得发疯。这个故事有一些颇具趣味的片段，例如叙述者急切地建议巴特尔比利用他那并不存在的会话技巧成为一名旅行推

①《白鲸》，赫尔曼·麦尔维尔著，曹庸译，上海：上海译文出版社，2013 年。（本书中与《白鲸》一书相关的引用内容皆参考此译本。）

销员，又例如叙述者对巴特尔比的无动于衷感到无比沮丧（巴特尔比在以看似不人道的节奏进行高强度工作后不仅拒绝工作，还拒绝离开工作场所），以至于叙述者自己不得不去了另一家律师事务所。这个故事也有一些毁灭性的片段。随着故事的发展，巴特尔比变得如同行尸走肉一般。他的身体变成了一具空洞的躯壳，兜着一缕迷失的灵魂，他拒绝联结外部世界的一切，直至最后，外部世界因他非法占据了一处不属于他的地盘而把他关进了牢房。在故事的末尾，他面对着一堵高墙死去。

和巴特尔比一样，我也有强烈的意愿，其中最重要的就是我希望自己不要眼睁睁看着父亲在我眼前消失。因此，我——象征意义上地——闭上了双眼。而另一个非常重要的意愿则是我对阅读的渴求。因此，我——现实意义上地——睁开了双眼。回想起来，我发现我的大脑中也有一小部分是敞开着的，向一种不用细想就能意料到父亲身上发生了什么事的可能性敞开着。这两种意愿以如下方式结合在一起：文学成了一道裂缝——一扇微阖着的窗户，一扇虚掩着的门，半开半闭间，父亲的疾病就这样挤了进去。他希望我不要放弃以阅读和写作为生的梦想，但这并没有让我多年前坚持梦想的决定变得更容易。我知道他想要我继续过我的生活，而不是将之奉为牺牲，即使身在养老院中的他早已找不着北，说不出话，被安眠药灌得不省人事。

但是关于父亲——我那魂不守舍的父亲和那泰然自若的父亲——的回忆早已在门外静候多时，我始终记着我还欠他一本书。他的慈爱与无私使我有可能做我热爱做的事情（阅读与写作），现在我必须回报这份厚礼。显然，我无法把这本书送到他的手上，但我可以把它送给我自己和任何想要阅读它的人。他会希望自己的经历被记录下来，以此来帮助其他人。不知为何，这部分始终很容易：记着我必须要写一本关于他的书。问题只在于要抽出时间并把握时机。

每当写完一本学术书籍，下一本还未动工之时，我都会想："现在我要来写这本关于我父亲的书。"但不知是好是坏，我的脑海中又总会产生一个关于美国文学的构思，阻止着我（或者说是我任由自己被阻止）去写这本更具私人性质的书。

我最新出版的美国文学专著的副标题为"何时才是现在？"，我觉得，当我再也不希望不正视父亲的阿尔茨海默氏病的时候，就是现在。让我把这个笨拙的双重否定句说得更肯定些：现在我希望了解父亲的痴呆症，以及我与它的关系。为什么？因为我现在（五十八岁）与我发现父亲生病的时候（五十八岁）同岁。因为我现在可以和布鲁斯——他今年就要七十岁了，和我父亲去世时的年龄一样——共同撰写这本关于我父亲、献给我父亲的书。因为我现在记忆力还不错，语法运用自如，找词能力尚存。但今后未必总是如此。

* * *

任何失去亲人的人都知道，悼念仪式的结束并不意味着悼念的结束。也就是说，我守丧的这一年——在伯克利阅读书籍，在加州大学旧金山分校学习神经病学——给了我一个改正的机会。我现在可以勇敢地回忆起我的父亲，我甚至在这一路上找回了一些极其快乐又有趣的回忆。它们不再是化石了。它们在关于诊断、语言、空间定向、行为和记忆的一系列章节中变得生动鲜活。布鲁斯在解释我所描述的临床表现背后的神经病学机理时，也回顾了他作为一名医生的职业生涯，以及促使他致力于研究痴呆症和倾听家庭故事的价值观。这给予了我极大的帮助，我相信这也会给予其他人帮助。回想起我的父亲、遵守能把他保全在这本书中的诺言，使我终于得以同他道别。

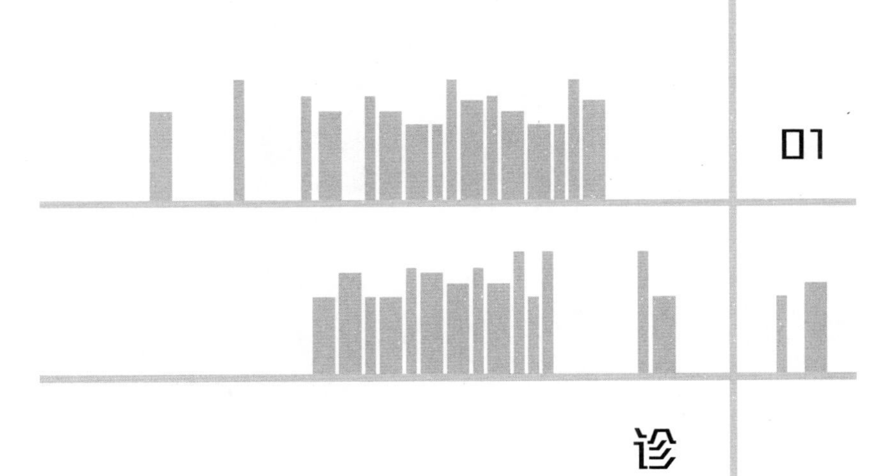

01 诊断

突陷窘境

早发性阿尔茨海默氏病少词变异型——为我父亲明确这个诊断，花了我三十年时间。这一章将尝试说明为什么对我来说，能够写出这个句子（或者应该说是短语，毕竟此处没有动词）是如此必要，以及我是如何开启寻找这几个单词以及它们的授予者布鲁斯·米勒的旅程的。

本章将讲述我是因何与布鲁斯一同撰写这本关于我父亲的书的。故事的主线始于 1985 年我得知父亲被诊断出患有阿尔茨海默氏病之时，结束于 2018 年我在全球脑健康研究所担任亚特兰大研究员，同布鲁斯以及加州大学旧金山分校记忆与衰老中心众多出色的神经病学家、心理学家、神经心理学家、精神病学家以及护理人员一起研究脑健康科学的那段时间。本书将填补这三十三年间的部分空白，但会以一系列关于痴呆症基本概念的章节形式展开，而非按照我父亲痴呆症进展的时间顺序书写。因此每一章都以某个特定时刻开始——通常是一段（有时是几段）关于父亲丧失一部分自我人格的记忆——然后集中注意力，用尽我所有的力量去回忆我当时是如何理解他那些猛烈而痛苦的爆发的。我回想起了文学赐予我以何等力量，帮助我从他的疾病上转移开视线，与此同时，也帮助我看清发生在他身上的改变。这些回忆交织着我父亲的失语症状、空间障碍和行为异常。第五章中的“缅怀：杰瑞·温斯坦”一节描述了在我父亲患阿尔茨海默氏病之前，我和他共度的大约二十五年时光。讽刺的是，作为阿尔茨海默氏病患者的女儿，我这个认知正常者居然也遗忘了那些岁月。直至回到伯克利、学习神经病学、守丧，以及写这本书之时，我才回忆起了那些珍贵的细节。我写的每一章后面都续以布鲁斯的评论。我在整本书中采用的非连续性叙事风格，旨在忠于我的那些关于父亲遗忘症状的记忆，因此我并没有列出其精确的时间轴。

然而在本章中，我将尝试回忆他的遗忘症状进展的时间先后顺序，因为这在痴呆症的诊断中起着至关重要的作用。我用“尝试”这个词，是因为当我父亲在佛罗里达州沃斯湖被诊断出患有阿尔茨海默氏病时，我还在加利福尼亚州伯克利读研究生。换言之，我当时正身处远方，无法近观我父亲患病这场惊悚剧，但我对其中一些特定场景记忆犹新。布鲁斯宽慰我说，即使我无法完全准确道出这些场景的顺序，也总比什么都说不出来要好。诊断的准确性在很大程度上取决于是否知道“在什么时候出现了什么症状”，因为知道“大脑的哪个部位首先受到侵害”对精确诊断尤为重要。例如，如果首发症状是视觉障碍，那说明发生病变的神经元可能位于枕叶某处，这可能意味着这位病人患有视觉变异型阿尔茨海默氏病，即本森氏综合征①。这类患者视物模糊，无法看见伸手可及的物体，因此抓不住它们。

在文学语言中，事件发生的先后顺序构成了故事情节，进而展开成某种阐释方式；在医学语言中，症状出现的先后顺序提示了病情变化，从而为诊断提供了依据。最细心的读者能帮助我们捕捉到情节发展过程中那些我们可能忽略或未能欣赏到的细节，并帮助我们体会到其重要性。文学评论家使用“细读法”的策略来展现小说或诗歌的复杂性。医生也会这么做，但他们“细读”的是一些症状，比如步态不稳、语句不全、字迹不清。大脑也可以被“解读”，正如通过磁共振成像②和正电子发射断层显像③脑部扫描那样。这些脑部影像并不直接提示症状，而是根据大脑萎缩部位的定位来解释它们。最优秀的阅片医生可以看出 MRI 影像中哪些脑沟（即脑部的沟槽）太深或太宽，或者 PET 影像中哪些脑区代谢减低。他们可以辨认出那些因退行性病变而皱缩的脑回（即脑部的褶皱）。

作为一名英语教授，以及一位早发性阿尔茨海默氏病少词变异型患者的女儿，我感觉“萎缩”“失语”“脑沟”和“少词

---

① Benson’s syndrome，即后皮质萎缩（posterior cortical atrophy，PCA），一种罕见的视觉变异型阿尔茨海默氏病。

② Magnetic resonance imaging，利用磁场、电磁波和计算机来无创地生成身体内部结构高质量影像的一种成像技术；后文简称 MRI。

③ Positron emission tomography，利用脑部扫描仪与放射性物质（示踪剂）生成脑部代谢活性与（异常）蛋白质聚集影像的一种成像技术；后文简称 PET。

变异型”这些词语既铿锵有力，又怪异地令我感到安慰和充实。这一来是因为我会为学习了新单词——即便是那些意味着痛苦的单词——而感到快乐；二来是因为它们讲述了一个关于我父亲生病时的故事，回想起来这对当时的我可能很有价值。与我长期以来所深陷的悲伤、关爱和内疚的情感泥潭形成鲜明对比的，是这些词汇散发出的准确性和稳定性——即便它们在被构建起来之后，只能在病情出现新的进展之前才具有意义，随后就不得不让位给新的单词了。但这又有什么关系呢？如果我当时知道他的病症存在生物学和化学层面的原因，而不是（或不仅仅是）一位我不信奉的神明的施虐行为，这或许会对我有所帮助，哪怕只是一点点。

我当时从未想过要去伯克利旁听一门神经病学的课程，然后从那儿学到一些这样的单词。相反，我在伯克利时依靠我所知（书籍、人物、情节、身份）以及我所是，来了解更多的知识（美国文学、19 世纪美国文化、文学理论）。这一文学景观替我抵挡了来自父亲和我自己的痛苦，并以书本的形式承载了对这份痛苦的理解。接下来，我将解释其成败之处。作为一种职业策略，我只能说它的确是成功的，哪怕我无意为之。因为我可以通过做我喜欢的事情来谋生。但作为一种心理策略，它并不成功。因为我每天都要耗费大量精力把我的注意力从对父亲去世的悲痛上转移到文学上。用文学作品作为“禁止入内”的标志来阻绝悲伤情绪的澎湃涌入十分管用，因为唯一让人害怕的只有纸面上那最后几个字：“全文终”。但“一切终将过去”，正如乔治·哈里森所说的那样。

然而，对我而言，学习并体验另一种观点——科学的观点——的价值还为时不晚，因为尽管我的父亲已离世多年，我的悲伤却从未停止过。我猜一个持怀疑态度的读者（看见我举起的手了吗？）可能会说，我正在用一套新的思维框架取代那套曾用来和我父亲的疾病保持距离的思维框架。有道理，但错了。这些新词是能解释我父亲症状（而非为之开脱）的一套思维框架的基石。例如，他记不得早餐吃了什么，因为他的海马体发生了病变。又例如，我庆幸他没有罹患行为变异型额颞叶痴呆，因为那意味着他的共情能力将会消失，他的行为将会变得不可理喻。在那种情况下，他可能会在我母亲哭泣的场合大笑起来。他患有早发性阿尔茨海默氏病少词变异型，但他始终是我的父亲。慈爱、慷慨、陪伴左右。少词变异型意味着他无法亲口告诉我（至少在我的记忆中是如此）诸如他爱我、他的爱永不耗尽、他将永远与我伴行之类的话语。但我始终知道他认识我或记得认识我，并且深爱我或记得深爱我。

1985 年某个夏夜，当我正在自己那间小公寓的厨房餐桌前准备口试、做着乔纳森·爱德华兹 1741 年清教徒布道《愤怒的上帝手中的罪人》的笔记之时，母亲打电话给我说父亲得了阿尔茨海默氏病。并不是说如果当时采用了医学或科学的思维框架，就能够改变我作为女儿或读者的心情；事实上，当时的医生还不清楚任何关于阿尔茨海默氏病的详细医学知识。而且，医生说的有些话听着很蠢。例如，当 1970 年代——那是属于贝蒂·弗里丹和杰梅茵·格里尔等女性主义者的年代——我父亲的听力似乎给他带来了麻烦时，我母亲带他去看了一位听力医生。检查完成后，医生说我父亲的听力没有问题。在问我母亲他俩结婚多久了之后，他利索地搪塞道："他只是厌倦听你唠叨罢了。"如今我们知道，听力障碍当然是可能与认知障碍有关的。我们现在还知道，痴呆症在达到符合诊断标准的严重程度之前，其前驱期（即疾病刚开始作祟、某些症状可能初现端倪的阶段）可以持续数十年。

所以即使当年二十多岁的我追问父亲的神经科医生"他的大脑到底怎么了"，他们也说不出个所以然来。我确实记得有一两个医生说过那是无法治愈的（可悲的是，现在仍然如此），而且要百分之百确诊阿尔茨海默氏病只能通过尸检。这后半句话现在已经不再正确了，因为我们有了血液生物标记物、MRI 以及可以显示侵害大脑的 tau 蛋白和淀粉样蛋白的 PET 扫描。在当时，对照护者的支持甚至都未被提及，更不用说展开什么能提供信息和帮助的讨论了。我们只能靠自己；确切地说，是我母亲孤身一人；更重要的是，爸爸也是。同样地，在 1980 年代，所有的痴呆症都被认为是阿尔茨海默氏病，而现在我们知道了诸多种类的脑部疾病，包括额颞叶痴呆（其本身就包含许多亚型）、路易体痴呆（罗宾·威廉姆斯就患有此病）、血管性痴呆以及其他许多疾病，其中阿尔茨海默氏病最为常见。学习这种新的语言能帮助我更好地理解我父亲。这种思考"人何以为人"的别样方式，解读了从我二十五岁那个夏日到十三年后他去世那个夏日之间的岁月，也让我更能读懂他。

实在很难说清楚我究竟为何会有这份感受。我所能做的，不过是了解父亲的精神问题，以此来卸除我自己的精神负担。

唯有如此我才能在踟蹰已久的道路上继续前行。说实话，这种研究“阿尔茨海默氏病如何影响大脑”的思考方式，让我暂时忘却了所谓的临床表现，以及它给我带来的悲伤。科学给予了我一种精神解脱。举例来说，我还记得我爸爸失语时吹口哨的样子——他吹出来的声音也是跑了调的。口哨声没有早年那样清晰的音调和旋律。这种嘶哑的新口哨声缺乏自信，常常伴随着苦恼和哀求。事实上他自知他的单词发音不对，但他会假装自己念错了，只要再说一次就能纠正过来。当然，回想起这种疾病的表现形式依旧令人心生畏惧，但早发性阿尔茨海默氏病少词变异型这个诊断关乎着我父亲，尤其关乎着他那早已萎缩，但却是那极其复杂的语言产生回路重要组成部分的颞顶叶。这种疾病并不只是让**我**深陷在密切关注症状、记录病情变化、哀痛于这场灾难、自责没能舍弃一切回家照顾他、相信他会体谅我的难处、然后又返回原点的漩涡中；它真正深深伤害的人应该是**他**才对。当时，我望见的不是他的遭遇，而只是我自身境遇的反射。恍惚间我被困在了这自我省察的镜之牢笼中，难以自拔、孤立无援。

或许有人会认为，如果我出身于一所具有宗教情感的大学，我就会选择徜徉在宗教信仰的浩瀚汪洋中，从另一种角度更深刻地认识我父亲的疾病。对此我深表怀疑。不过，因为在过去的三十多年间，我所生长的土壤孕育出了火星探测漫游者和第九行星、若干位诺贝尔奖得主，以及天知道多少发明专利，科学正召唤我穿过它那扇感知的逻辑之门。我可以想象当我对加州理工学院的同事们说出“我最看重脑科学之处在于它关乎我父亲”的想法时他们的困惑。我料想这听起来也的确很奇怪，但研究大脑对我而言，本质上就是研究我父亲的大脑。诚然，仅仅知道大脑皮质四个脑叶的名称远远不够。大脑远不止是颞叶、顶叶、额叶和枕叶这么简单；我父亲也不仅仅只有个大脑而已，但如果只能挑一个器官来代表他，那似乎是个不错的选择。这就是另一种理解我父亲和他所患疾病的方式。

而现在我要兼顾“两者”。这本书将许多个这样的“两者”带到了一起：1985 年和 2018 年；我和布鲁斯；文学和神经病学；我健康的父亲和我患病的父亲。研究大脑的运作机理将父亲带回到我身边，仿佛这样我就可以对那些岁月（尤其是他患病时的岁月）好好作一番回顾（因为我知道生命无法回炉），从而更好地了解他的遭遇——而非我的遭遇。好在我并非孤立无援。我可以找一个我信任的医生与我共事，他会一直陪在我身边，向我解释为什么我父亲会失语，为什么他会把他的高尔夫球三号铁杆指向游泳池而不是果岭，为什么他会认不出我母亲。所有那些在我二十多岁时因为太过受伤而不敢问、即便问了当时的医生也无法作答的问题，我现在大可以刨根问底（科学的箴言之一就是不存在愚蠢的问题）。我能够不再以一个担惊受怕的女儿和一个努力成为英语教授且甘愿为此赴汤蹈火（谁会想到这过程真有那般煎熬）的研究生的身份，而是以一个仍有点害怕的成年人（加上一个丈夫和两个孩子，再减去双方父母），以及一个踌躇满志、决心对生物学和化学有所了解的学者的身份，来重温那些岁月。我想把这个故事分享给其他人——亲属、照护者、轻度认知障碍[①]患者，帮助他们应对阿尔茨海默氏病带来的情感痛苦。

然而我不能，也不愿独自一人来讲述我父亲的这个故事。正如任何编辑都会告诉你的那样，一个人的回忆录通常不需要两位作者。那为何这部回忆录就偏要如此呢？第一个原因关乎科学和我的学术背景。布鲁斯在威斯康星州麦迪逊大学本科主修英语和教育，随后却成为了脑健康领域最杰出的研究人员之一。他是一位令人钦佩的细读者，他研究了额颞叶痴呆患者的画作，并追踪了他们的疾病进展与画作的着色、线条和表现形式变化之间的关系。他将艾米丽·狄金森表现精神状态的文学才能与神经病学家关于大脑功能的科学观点联系起来。他还喜爱写作。

2017 年夏天，在加州大学圣巴巴拉分校神经病学家肯尼斯·柯西克的推荐下，布鲁斯和我在记忆与衰老中心的办公室相遇。肯尼斯也曾主修英语，在获得了英语硕士学位之后决心跨界从事神经病学研究，我是通过我之前求教的诺贝尔奖得主戴维·巴尔的摩认识他的。与布鲁斯的交谈内容很快就转向了我们最喜欢的文学作品。虽然布鲁斯喜欢托马斯·品钦（肯尼斯也喜欢；事实上，他的硕士论文就是研究品钦的），而我则不喜欢，但这似乎无伤大雅。只是彼此口味不同罢了。话虽如此，在仔细阅读了布鲁斯初次见面时推荐给我的品钦的《性本恶》

① Mild cognitive impairment（MCI），一种以记忆缺陷为表现的病症，不显著影响日常功能，可维持多年稳定。然而一些 MCI 患者会发展出符合阿尔茨海默氏病表现的认知缺陷和功能障碍。

后，我承认自己十分吃惊：我不知道一本关于性、毒品和摇滚乐的书为什么是他的最爱，这本书和他有什么共通之处，他认为这本书和我有什么共通之处，以及这对我们的合著意味着什么。事实证明，除了我们内心深处都是嬉皮士，这并不说明什么其他问题。当然，我建议他再读一遍《白鲸》。

在布鲁斯身上，我找到了一个研究同理心和脑科学之人的品质。他是一个如此有同理心的人，即便只是通过我的文字了解到我的父亲，即便我父亲早已不在人世，但他还是同意接手我父亲的病例（还有我的合著提议）。而且当年也没有检查MRI。在最初的交谈中，布鲁斯问我有没有我父亲大脑的影像资料，我不得不告诉他没有。我给马里兰州贝塞斯达的神经科医生办公室打了电话。当我在谷歌上搜索关键词“神经科，贝塞斯达”时，立刻认出了他的名字和地址。我还记得那间在威斯康辛大道上的办公室，1980年代末我曾在那里经历过一次可怕的家属谈话。我不记得那么多年前我们具体谈到了些什么，但当我在2018年问起那边的护士时，她说那些记录都太过久远，早已无迹可寻了。布鲁斯说这没关系，他知道我父亲得的是什么病。我反问道：“你怎么知道的？”他说：“通过你父亲的发病年龄、你所记录的病情变化以及你谈及你父亲时对他的反应。”我猜想那些早发性阿尔茨海默氏病患者的亲属会流露出一种特殊的悲伤，而这种悲伤布鲁斯在他数十年的脑健康研究工作中早已司空见惯了。我在布鲁斯面前未曾哭泣过，但那一刻我的眼泪几近夺眶。

回到科学以及“为什么我要布鲁斯与我一起写这本书”的

话题。正如我在文学研究上倾注多年心血一样，布鲁斯在科学领域的多年耕耘也为这项计划输送了科学专业性，也正因如此，他能以一种非专家莫有的透彻理解力向普通读者深入浅出地讲解科学。对我而言，找到一个能与我这样一个文学专业人士实力相当的科学专业人士至关重要。如果我们写得好，这本书的读者只需有意理解自己身边那位罹患神经系统疾病的亲属，无须拥有英语教授或神经病学家的专业知识，也能从中有所收获。

以上内容解释了为何我“不能”独自写出这本书。至于为何我“不愿”独自写书，则是一个更复杂的问题。部分原因在于**写作**时的孤独感，而我尤其不想独自一人写这本书。例如，像埃德加·爱伦·坡这样一位会用一个看似可靠但实则疯癫的叙述者来逗乐读者的作家，当我独自一人愉快地写着关于他的论文时，我并不会流泪。然而，当我写到关于我父亲不再知道如何把胶卷装进相机（过去的相机需要手动装载胶卷）的回忆时，我便会放声大哭。在这种情况下，和布鲁斯一起写作就大为有用，因为我能安心地将父亲以及我对他的回忆放在布鲁斯的手中。另一部分原因与**悲戚**时的孤独感有关。二十五岁的我沉浸在悲伤之中，但却无法与人——甚至与自己——分享这份悲伤。我忙于保护自己与他人不受其影响，因为我那时坚信它一旦苏醒就会摧毁一切。三十多年后，这显然难以独自迎战的局面迎来了转机。我终于不用独自一人书写这个关于我父亲患痴呆症的故事了。我已经独自熬过来了（*当然，不是字面意思，只是总是这么觉得*），所以又何必再受煎熬呢？那时的我需要别人的帮助，现在的我也需要。最后，我不愿独自一人写这本书，是因为其中若有布鲁斯的话语会更好。我所谓的更好指的是更丰富、更聪慧、更睿智。如果多年前我就能有幸听得布鲁斯的一席话，我自己也会变得更丰富、更聪慧、更睿智，所以现在何不赶紧听听，同时也把他的话语分享给那些没有机会与他一起学习神经病学的人呢？独唱虽好，但二重唱会更棒。

* * *

我记得我曾答应布鲁斯要告诉他疾病进展的先后顺序，好让他写出诊断过程。现在让我再来试一次看看。

那是 1982 年的夏天。爸爸和我一起从我们的家乡新泽西州飞到了加利福尼亚州。我们降落在洛杉矶国际机场，然后留宿在位于恩西诺的表亲家中。我们在一家洛杉矶的丰田经销商那里成交了一笔很划算的买卖，那是一辆我父母买给我的铁锈色双门手动挡雄鹰轿车，表亲帮我们提了车。我和爸爸计划慢慢开上太平洋海岸高速公路，简称“PCH”，也被称为“1 号公路”（加州高速公路就像人一样都有昵称），这是一条沿太平洋海岸从奥兰治县到湾区的风景优美的高速公路。

当时是我在开车，因为爸爸笑着对我说，这是我的车，所以应该由我来开。现在回想起来这的确很蹊跷，但当时我并不这么觉得。我猜他是不是在掩饰什么？是他不想开车吗？是疾病前驱期——遭受病变的神经元纷纷开始失控而大脑整体上仍能勉强运转的状态——在那时就已经开始了吗？我们在 1 号公路上行驶了一两个小时后，爸爸开始害怕了。他想去地势平坦的内陆。我当时提议道，或许他会更乐意自己开车。毕竟他喜欢驾车出行，而且是当天来回的那种。仅在一年前我的某个本科学期末，他觉得中午到布兰代斯大学接我（从新泽西州维罗纳到马萨诸塞州沃尔瑟姆要花大约五个小时），然后下午六点准时回家吃晚餐没什么了不起。如果爸爸当时想起了在教我开手动挡汽车时我换挡不踩离合器、让引擎熄火，导致车在山顶上失速来回滚动的情景，我并不能责怪他的担心，的确是我开得很烂。不过我踩离合器的技术已经有了显著提高，但这不是重点。

所以当我问他要不要开车的时候，我想着他肯定会答应的，这样他就不用担心我会在急转弯的时候开得太快，然后把我俩都带下悬崖了。但事实并非如此，他想取消我们的行程——包括住在圣路易斯奥比斯波著名的麦当娜酒店那俗气的房间里——从而远离那些蜿蜒的道路和路边的警示标志。高速公路的海拔比溺水更让我害怕，但我不像爸爸，我不愿意认输。我们为此争论了一会儿（像他那样如此优秀的一名司机为什么会不想开车呢？），然后把车开向了贝克斯菲尔德。现在回想起来，我感到这也许是事有蹊跷的第一个迹象。在我的印象里，爸爸天不怕地不怕，尤其是在开车的时候。我不曾记得他有过半途而废，尤其是在一个令他兴奋的计划中。

PCH 一路上的警示标志显然既有字面含义，又有隐喻含义。而我们，其实是爸爸，正面临着比我们想象中更可怕的危险。在那次加州之旅中父亲把我送回伯克利的路上，在他身上还存在着一些我后悔当时自己本应该注意到而没注意到的其他异样信号。但当我们在 80 号高速公路上一见到通往伯克利的大学大道出口时，我感受到的却是发自内心的解脱。

当我们在旧金山机场道别时，爸爸居然哭了起来，我当时把这理解成他想我了，而不是他开始想他自己了。不过在我详细叙述那一刻之前，先让我分享一些关于我父亲、我自己以及伯克利的轶事。那是 1982 年的春天，我考取了博士研究生。我们坐在维罗纳公园的长椅上，爸爸看着录取通知书。他显然很骄傲，然而那封贺信的另一页上还列举了过去十年（抑或是五年？）谋求英语专业职务的人数及就职比例。那些数字惨不忍睹，于是爸爸转过身来问我："你为什么不像你的哥哥姐姐那样去读法学院呢？"我告诉他原因（详见下章分解）的时候他摇了摇头，但当我果真启程去加州就读的时候，他已经转而全力支持我了——从给我买车就足以见得。

但临了他还是不舍得放手，尽管他已经给我买了一辆车，让我有了去加州的"通行证"。说到通行证，我有一桩关于我和爸爸去奥克兰车管局考加州驾照的趣事。由于在来伯克利之前开了好几年车，我异乎寻常地骄傲自大。我素来会在考试前挑灯复习备考，但我觉得这次考驾照不值得我那么做，我甚至没有花上几分钟时间去翻一翻车管所墙上那本灰不拉几、才二十来页的驾驶手册。真是千不该万不该。我记不清应该跟前车保持的车距数值（说得好像在加州高速公路上真会有人严格遵守似的），以及右转时不撞到右侧非机动车道上自行车的注意事项，还有雾灯、远光灯、近光灯各自的适用场合。大大出乎我的意料，我笔试竟然没及格，这让爸爸也想不通。我重考了一次才勉强及格——再错一题就又要挂科。

说到挂科，我再讲一个趣事。我之所以要讲这个故事，是因为它的高潮部分和混淆字母、拼错单词有关，这让我尝到了父亲跟元音、辅音不懈斗争的辛酸苦涩，尽管当时我并不知道。那是1986年加州伯班克的《幸运之轮》[1]舞台。当时节目的组织者也来到了伯克利号召大学生们参加竞赛。我曾经是一名《幸运之轮》的“高端娴熟职业玩家”，新泽西、佛罗里达和加利福尼亚的电视机前处处可见我挥斥方遒的身姿。所以尽管我当时仍只是一名研究生，我还是决定参加这个节目。自幼接受拼字和猜字游戏（Scrabble、Boggle、hangman）[2]特训的我，常常能只用题板上的两三个字母就解决谜题。作为被选中代表加州大学伯克利分校的三名学生之一，我很快就被送往洛杉矶参加竞赛。在节目录制当天，每个学生都必须身穿校名衫，而我穿的那件伯克利校名衫是灰底白字的。我的父母特地从佛罗里达飞过来为我加油。我在伯克利的朋友们前来我的公寓为我召开了一个欢送派对，大家你一言我一语地谈论着范娜[3]那天会穿什么衣服以及莎士比亚。

当比赛日到来之时，我紧张得要命，其程度超过我获得博士学位前参加口试的那会儿（后面的章节会对此作详细说明）。整个气氛让我紧张得想吐。首先，如果我们要上厕所，节目组

---

① *Wheel of Fortune*，美国智力挑战节目。

② Scrabble，一种拼字游戏，玩家需要在方格板上拼出纵横交错的单词；Boggle，一种拼字游戏，玩家需要在凌乱的字母中快速拼出单词；hangman，一种猜字游戏，玩家需要在7次尝试以内猜出单词的每一个字母。

③ 即范娜·怀特（Vanna White），《幸运之轮》节目主持人之一。

会安排人员跟随我们以防我们作弊。我很不习惯受到这般猜忌和防范。另外，化妆师在我脸上涂了厚厚一层粉底，让平时没有化妆习惯的我很不舒服。当我问一位化妆师能不能不涂那层让我觉得在我的真脸上仿佛还有另一张脸似的粉底时，她拒绝了。最后，帕特[①]化了一个面具般吓人的妆容，而且他对选手们的态度也机械得很，充斥着套路。在我男朋友吉姆的父母（我后来的公婆）拍的节目录像中，我显然异常紧张，在讲台上紧握双手、来回摇晃，就像教堂里默默祈祷的人那样。吉姆能深深体会到我的羞臊之心，他十分体恤地从没要求我和他一起回看，我不确定如果我俩互换位置我是否也能做到那样。不过我的确看过一回那盘录像带，那是多年后的事情了，而且是一个人看的。值得庆幸的是，DVD 播放机和蓝光视频早已取代了录像机和录像带，所以记录我耻辱的证据很难重见天日了。此外，我还故意让那盘录像带在洗衣房的烘干机上放了很多很多年，积累灰尘、吸收热量，并逐渐崩坏（好吧，是在我的助力下崩坏）。

轮到我摇动转盘了，这在 4 频道上看起来十分容易，但在现场却异常艰难。参加这场比赛的真实感受已经不再像观看电视节目那般自在惬意了。范娜翻开了几个被 1 号选手叫出的字母——可能有 S 和 N，而那名选手随后却转到了转盘上的破产槽。谜题还剩很多字母，所以我有足够的时间来赢得奖金。一瞬间，我猜出了答案，胜利唾手可得。如果我赢了，就能去巴亚尔塔港旅行，那将是我的奖品之一。我唯一需要考虑的问题

---

① 即帕特·萨亚克（Pat Sajak），《幸运之轮》节目主持人之一。

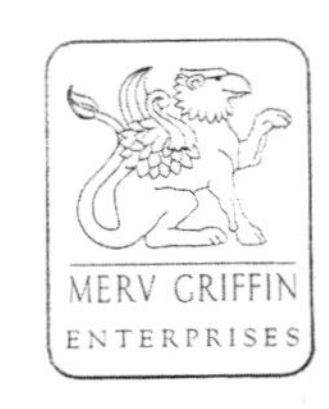

亲爱的辛迪：

祝贺你被选中代表贵校参加《幸运之轮》的大学周节目。

请联系以下节目组成员，并准备一段 30 至 45 秒关于贵校的简短介绍。如果你的队伍成功晋级到了最终的现金回合，将有一人被选出代表该队。由于人选无法事先决定，所以每个人对以下信息均有同等的知情权：

斯蒂芬妮 · 伯克 548-6206
琳 · 克里斯托普洛斯 644-2725
道格拉斯 · 杨 849-4492

大学周节目录制时间为 1986 年 5 月 3 日，星期六。
其中一人将于 1986 年 5 月 4 日，星期日 返回现场参加一场联合演出。

期待与你见面。

真诚地，
《幸运之轮》节目组

参赛选手协调员
哈夫 · 塞尔斯比

通知辛迪参加《幸运之轮》1986 年“大学周”节目的贺信

是：应该带正照顾着爸爸、急需度假放松的妈妈去，还是带我想与之同游墨西哥的吉姆去？

为了充分展现那一时刻的全部屈辱，在此有必要介绍一个看似不相干的事实。吉姆是古典学系的研究生，和我一样，他也想继续攻读博士学位，而且出于某种无法解释的原因他痴迷于美国全国广播公司的另一部传奇剧目《迈阿密风云》。下一章会讲述我对佛罗里达州——我外婆萨拉以及我父亲逝世之地——的矛盾心理如何不合理地延伸到那部电视剧上。相比之下，《嗜血法医》则是我非常喜欢的一部电视剧，因为它与爱伦·坡产生了共鸣。而且《嗜血法医》拥有一种《迈阿密风云》所缺乏的真实性，我指的是《嗜血法医》捕捉到了我所注意到的佛罗里达的诸多问题：潮湿——当走到户外时你的眼镜会立刻被扑面而来的雾气笼罩；险恶的自然环境——孩子们在公寓间的沼泽旁玩耍时会被潜伏其中的短吻鳄吃掉。此外，我还会特别地把《嗜血法医》所表现的连环杀人案与佛罗里达联系起来。因此，当吉姆看《迈阿密风云》时，我总会取笑他。整部剧看起来很愚蠢，剧本也写得很糟糕（真有人会紧张到出汗吗？）。我还发现由唐·约翰逊和菲利普·迈克尔·托马斯扮演的主角的名字也极其荒谬：索尼·克罗克特（Sonny Crockett）和里卡多·塔布斯（Ricardo Tubbs）。我忍不住要嘲笑那些名字。

你认识这样的人吗——他们会自信满满地说，“帕特，我想解这道谜题”，然后转头就以一字之差答错，让观众带着优越感（至少我会如此）发出不可思议的惊讶声或遗憾声。我总会舒舒服服地窝在沙发里取笑并羞辱那些解题失败的选手，有点像眼瞅着花样滑冰选手摔了个大马趴。而现在，我却变成了这样的人。我选了字母T，因为重复出现3次，所以为我增加了不少筹码。我不想太贪心，也不想转到破产槽，于是我决定放手一搏，说出了那句我听千百人说过的咒语："帕特，我想解这道谜题。"他让我继续，于是我兴奋地脱口而出："索尼·克罗克尔（Crocker）和里卡多·塔布斯。"这时不知什么玩意儿——我第一感觉是屁的味道——在我四周慢慢散开，然后帕特说，"恐怕不对"，随即转向下一位选手。

在那之后的许多年里，我都因为害怕回想起当时的窘境而不敢看《幸运之轮》（我记得当时我真希望自己晕了过去然后被救护车抬走，这样我就不会记得那整段经历了）。这么多年来我一直在取笑那些失败的选手，这么多年来我一直在嘲讽帕特·萨亚克的名字，我当时的口误简直就是这些不义之举招致的因果报应啊。帕特·萨亚克的姓中的"sa"发"say"的音，这让我觉得很有趣，所以每次说起《幸运之轮》、提到帕特的名字时，我就会说："Pat say jack jack."[①] 我不知跟吉姆说过多少次《迈阿密风云》是部多么愚蠢的电视剧，还嘲笑主角的名字，这些也都让我受到了惩罚。我父母为我感到难过，而我也为他们感到难过，他们大老远跑来加州却目睹我出丑。但彼时彼刻，父亲并没有像当年的车管所惨剧那样完全意识到我的可怜。我把 /t/ 的音发成了 /r/ 的音完全是出于自大，不然怎么会把这些单词给

① 字面意思为"帕特说'jack jack'"。英语俚语中，"jack jack"有多重含义，与成事不足败事有余、行事鲁莽、性情暴躁的年轻人或孩童等有关。

搞混了呢？我明明那么喜爱单词以及组成它们的字母。而我父亲发错辅音则完全是另一回事。他骨子里并不傲慢。

* * *

关于我父亲诊断的故事又一次偏离了时间线。现在请允许我回到 1982 年的那个夏天，那时我二十一岁，他四十六岁。如果恐惧、悲伤和焦虑这些首发症状足以诊断早发性阿尔茨海默氏病少词变异型的话，那么在我看来，爸爸的病情应该始于 1982 年，也就是得到明确诊断的三年前。我猜我母亲也许会认为应该从再往前几年的听力测试那会儿算起，谁知道呢？

从 1982 年到 1985 年的这三年间，在母亲告诉我爸爸患有阿尔茨海默氏病之前，其他症状也在不断出现。需要指出的是，我真的不知道她是什么时候被告知该诊断的。我是在 1985 年听说的，所以我在本章之初提到，故事的主线从那一年开始。我记得那天晚上我在电话里问她是何时得知爸爸患有阿尔茨海默氏病的，她并没有直接回答我，而是说："我本来希望在你拿到学位之后才告诉你诊断结果的。"如同很多其他事情一样，我真希望我能追问下去。妈妈究竟是什么时候知道的？但我当时正为被蒙在鼓里而赌气，没空刨根问底。当然，她其实是在一如既往地努力保护我不被这件事打扰，现在回过头看，她确实有充分的理由担心我在得知爸爸患有阿尔茨海默氏病的情况下能否顺利完成伯克利的学业。她想让我专心做我热爱的事情。她也为我能在伯克利深造感到非常骄傲，甚至也许是所有人中最骄傲的一个。虽然她没有上过大学，但她热爱文字，并与我分享着这份热爱。然而“在我完成论文之前我不会或不该得知爸爸罹患阿尔茨海默氏病”这种想法，显然是荒唐至极。从电话那头一个字一个字的回应，到潦草难辨的字迹，再到佛罗里达那间因为爸爸的失眠而脏乱得仿佛战场一般的卧室——要我从这些事物中看不出有什么不对劲的地方，这简直不可理喻。但当爸爸失去理智时我们也都变得不可理喻了，所以我觉得，抱有这种想法也算情有可原吧。

爸爸和我在加州的那几天相处得很糟，这相当反常。我们因为去哪里吃晚餐以及住哪个酒店等问题发生了争吵。但最让我久久不能释怀的是在机场告别的时刻，爸爸号啕大哭，紧紧地抱着我，浑身颤抖。我想那时我并没有哭。我告诉他，能来伯克利我感到很高兴，而且过不了几个月，我们寒假还会再见面的。但这并没有什么用。为什么我总是不能一眼就看穿问题的症结所在呢？于是我开始想，也许他哭泣不止不是因为寒假之前的分别，而是因为另一个更长久的离别。我试着安抚他（我怎么做起这种事情来了？），并再次答应他我会在完成学业后回到东海岸（鉴于那张就业行情的图表，这算是个愚蠢的承诺，但仍然是一个我有能力兑现的承诺，虽然我并未兑现）。他仍旧在不停哭泣。我当时怎么就不问问他为什么哭呢？我又一次与机会擦肩而过。

我记得我当时真的不明白他为什么哭。此时此刻，他潸然泪下的画面以及没能追问他伤心欲绝缘由的遗憾让我痛彻心扉，尤其是我现在需要按照时间顺序罗列他的症状，那就必须承认，打开他心门的钥匙就在1982年的那座机场中从我手心滑过。但彼时彼刻的我太过年轻、自私、无忧无虑，体会不到这种遗憾。总之，我可能误会了他告别时的心境，把他的悲伤理解成他因要与我分别而想念我，仅此而已。如今我猜想，十有八九他当时已经知道他所害怕的离别在那一刻就开始了。他即将告别的根本不是我，而是他自己。尽管我一直说要回到他身边，他却不可能回到我身边了。表面上，我们早就深入了内陆，但实际上，他却已经跌下了悬崖。几年后就会轮到我。

侦探故事

考虑到辛迪父亲求医的年代，他从未接受过全面的评估也就不足为奇了。在1983年，认知障碍患者的标准评估流程是医生会用三五分钟简短地了解一下病史并作一些简要评估，然后冷冷地说声“再见，祝你好运”。现在我们知道，无法参与或跟随对话、答非所问的确有可能——虽不尽然——预示认知能力的下降。这个人并非听不见；恰恰相反，他们听得见但不能理解所听到的内容。杰瑞听见了，但没完全明白。很可能的是，前驱期那时就已开始。自1983年以来痴呆症的诊断已有了长足的精进，但在大多数情况下，即便是现在，痴呆症的筛查还是很少见，痴呆症的评估也很粗略，确诊后对患者或其家人的支持帮助也很匮乏。

作出精确的诊断一直以来都是我的热情和信念所在，最为重要的是，那也是我在痴呆症领域贡献自己绵薄之力的独特方式。在（加拿大）英属哥伦比亚大学医学院，我考虑过许多不同的医学专业方向，包括农村医学、神经外科学、心脏病学、肿瘤学和传染病学。我对任何一个专业方向都充满了难以割舍的感情，由于还无法抉择正确的职业道路，我在毕业后先接受了两年大内科培训。在那期间，神经病学以其对病史分析的明察秋毫、对专项检查的精益求精以及对准确诊断的孜孜以求使我决定了我余生就想要在这个专业中耕耘。行为神经病学专科培训已然势在必行，1981 年我离开加拿大来到加州大学洛杉矶分校，希望能与著名的行为神经病学家弗兰克・本森（Frank Benson）共事。

行为神经病学研究我们行为的驱动因素，言辞和语句的复杂组织，记忆、定向、执行功能、道德理性、共情、人格和自我的解剖学基础，以及行为的演变。该专科涉及我们是谁、我们这个物种从何而来以及我们行为的原因。现在回想起来，为了与弗兰克共事，我几乎愿意去任何地方。如果他要求的话，我甚至可以不求薪酬。当我 1983 年完成了神经病学培训后，弗兰克将我招为加州大学洛杉矶分校行为神经病学研究员，那一刻我的梦想终于实现了。在那个梦寐以求的氛围中我得到了工作，学习了行为神经病学，还结识了一众热衷了解大脑工作机理并渴望医治神经退行性疾病的知识分子。机遇、远见、命运、福分，无论是何股力量或何种精神将我带至加州大学洛杉矶分校，我都心怀感激与敬佩。

自从 1996 年弗兰克早逝于前列腺癌至今已过去了二十多年，我几乎每天都在怀念他。弗兰克是一个了不起的人，我之所以可能在艰难的神经病学世界中取得成功完全仰赖于他。他教会了我如何诊断痴呆症，那是一种超前那个时代许多年的新颖方法。同样重要的是，我还从他那里学会了对待新人和新想法要保持开放、表述自己的信念时要保持冷静、面对同事和病人要保持友善，这些品质在我接受培训那会儿并没有得到普遍认同。

弗兰克的行为神经病学之路体现了他的自信和激情。他曾是在俄勒冈州某家成功的私人诊所中执业的一名神经科医生。1965 年他拖家带口搬至波士顿，以住院医师身份从头做起，跟随行为神经病学之父诺曼·格希温德[①]接受培训。弗兰克成为了格希温德的同事、朋友以及合作者。作为一位出色的临床医生，同时又是一位坚实可靠却又独具慧眼的研究人员，他很快就声名鹊起。弗兰克毫无疑问是一位杰出的临床医生，在他那代人中他甚至称得上首屈一指，他成功地将他在家庭医生从业时期的经验与解剖学及神经病学知识结合在一起。他对神经系统疾病的精神病学表现有着自己独到的见解。但弗兰克在神经病学的学术研究方面则表现得更为低调，因为他倾向于将自己关于大脑与行为关系的构思建立在个案之上，这种做法在当时并不受欢迎，现在依然如此。此外，弗兰克从来没有申请过基金项目，他认为评审制度是短视的，会扼杀他的创造力。弗兰克称他自己为一个探索

---

① Norman Geschwind（1926—1984），美国神经心理学家。

者（searcher），而不是研究者（researcher）。我猜他的意思是，他想要发现新事物，而不是受制于无聊的循规蹈矩。

的确，他的研究方式特立独行，但好在他的观察力极其敏锐，而且他鲜少犯错。从众多个案中，弗兰克就大脑的组织架构作出了大胆而全面的推论，这些推论往往具有开创性和重要意义，在五十多年后依然具有说服力。美国国立卫生研究院从来没有为此资助过一块钱。

弗兰克内心一直以一个（美国）西部人自居，从未完全适应在东海岸的生活。1979 年他搬至加州大学洛杉矶分校，开展了一个行为神经病学项目。1981 年我以居民身份迁至洛杉矶时，弗兰克刚在加州大学洛杉矶分校招募了他的门生杰弗里・卡明斯（Jeffrey Cummings）。那时杰夫[①]刚刚完成在波士顿的住院医师轮转，在那里他跟随弗兰克接受培训。杰夫和弗兰克一样，都是杰出的临床医生和痴呆症理论家。当初我来加州大学洛杉矶分校只是为了弗兰克，但也由此意外结识了杰夫。杰夫和弗兰克在同年出版的《痴呆症：从临床角度着眼》（*Dementia: A Clinical Approach*）一书中，首次从临床和病理角度全面描述了不同类型的痴呆症，并系统编纂了一种改变医学的诊断方法。并非所有痴呆症都是由阿尔茨海默氏病引起的，阿尔茨海默氏病只是痴呆症的原因之一；换句话说，“痴呆症”是一个宽泛的神经病学术语，指可由各种脑部疾病引起的一系列症状的集合。遗憾的是，杰瑞・温斯坦在世时没能受惠于这种更准确细致的分类方法。

---

① Jeff，Jeffrey（杰弗里）的昵称。

弗兰克和杰夫最初分别来自北达科他州和怀俄明州，他们与1970、1980和1990年代主宰着神经病学领域的那些东海岸精英主义强硬派人物形成了鲜明对比。当我初遇弗兰克和杰夫那会儿，大多数学者都认为神经病学只是和治疗（脑）卒中、癫痫、脑肿瘤或周围神经/肌肉疾病有关，他们对认知神经病学和痴呆评估不屑一顾。弗兰克和杰夫崇尚平等、极富魅力，在那个充斥着精英主义、居高临下、不近人情的世界里，他们二人以其热情友好、平易近人行之有效地倡导着行为神经病学乃至神经病学，在全世界范围内聚集了众多信徒！

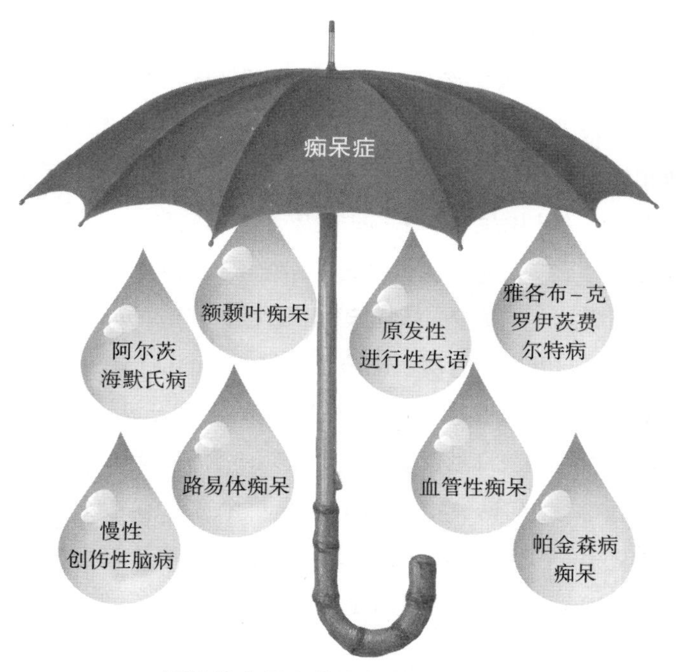

可引发痴呆症状的各类脑部疾病
卡洛琳·普里奥洛绘制

弗兰克身材高大，形貌酷似克林特·伊斯特伍德，又聪慧机敏、充满自信，但他谦逊的幽默感和温和的举止使他成为一位和蔼可亲、广受尊敬的领袖。杰夫又高又瘦，披着一头长发，留着黑色的山羊胡子。他庄重沉稳、温文尔雅、落落大方。乍一看杰夫似乎很严肃，像是美国旧西部拓荒者狂野比尔和亚伯拉罕·林肯的结合体，但他的蓝条纹西装清楚地表明，他尊重医学学术研究。杰夫开朗、温柔，笑声清脆爽朗、让人放松。随着时间推移，他的头发变短了，西装和领带也变得更加优雅。最终，他不再蓄须。勤勉不怠、孜孜不倦、创意不断的杰夫对理解大脑以及教授他人学识充满着热情。他是第一个专门研究痴呆症的行为神经病学家，他向任何同道之人敞开心扉。杰夫可以随时随地手绘出大脑，而且经常是左右开弓，同时绘制出脑干和小脑半球的轮廓以及覆盖其表面的外层皮质。像弗兰克一样，杰夫很快声名鹊起，特别是在欧洲和亚洲。多年以后，我的希腊神经病学家朋友约翰评论道，看着杰夫在会场上发言，就像看着教皇莅临，人们争先恐后地亲吻他的戒指。

在加州大学洛杉矶分校接受训练的时光令我雀跃不已。除了他们个人的才华，弗兰克和杰夫还吸引了一批富有创造力的语言学家、人类学家、心理学家和基础科学家，为学校的项目创造了一个充满活力、不断发展的环境。我的同行、加州大学洛杉矶分校的其他研究员们，迈克尔·马勒（Michael Mahler）、斯蒂芬·里德（Stephen Read）、阿蒂斯·鲍威尔（Artiss Powell）、凯尔·布恩（Kyle Boone）、马里奥·门德斯（Mario Mendez）和我都成为了专职学者，我们知道自己学到了以前从未有人教过的事物。此外，弗兰克和杰夫以非凡的技能和自信感染了我们所有人，使之贯穿我们的职业生涯。他们揭示了大脑的奥秘，并将其翻译成与我们的病人息息相关的实用学识。对我个人而言特别重要的是，杰夫和弗兰克鼓励我研究额颞叶痴呆，这成为了我一生的热情。在加州大学洛杉矶分校的杰夫和弗兰克以及加州大学旧金山分校（我于 1998 年入职该校）一群卓著的青年研究者的帮助下，额颞叶痴呆得到了深入的探索。虽然当时那还是一种神秘的、在很大程度上被忽视的神经退行性疾病，但现在它已成为痴呆症诊断和治疗领域的前沿阵地。

那时，神经科医生、精神科医生和内科医生刚刚开始认识到痴呆症的重要性，然而在大多数情况下，任何出现进展性认知障碍症状的人都仍然会被诊断为阿尔茨海默氏病。相反地，弗兰克和杰夫却拥有一种致力于临床诊断准确性、精确到神经病理的独特诊断方法。将所有痴呆症都归为阿尔茨海默氏病简化了（基本上消除了）诊断过程，并忽略了痴呆症的可治疗病因（例如维生素缺乏、感染、代谢紊乱、药物反应等），从而使诊断领域倒退。弗兰克和杰夫称这些病症为可逆性痴呆。此外，若将非阿尔茨海默氏病的痴呆症——如额颞叶痴呆和路易体痴呆——也纳入阿尔茨海默氏病的范畴中，则会忽略认知障碍表现及原因的多样性。“所有痴呆症都是阿尔茨海默氏病”这种认识的丧钟是最近才敲响的，因为耗费数十亿美元、旨在减少淀粉样蛋白（阿尔茨海默氏病标准病理学定义的重要条件）的多项临床试验发现，其中一些试验中有多达 36% 的患者大脑中并没有淀粉样蛋白。那些患者被误诊了，这严重影响了试验成功的概率，哪怕这些药物真的有效！

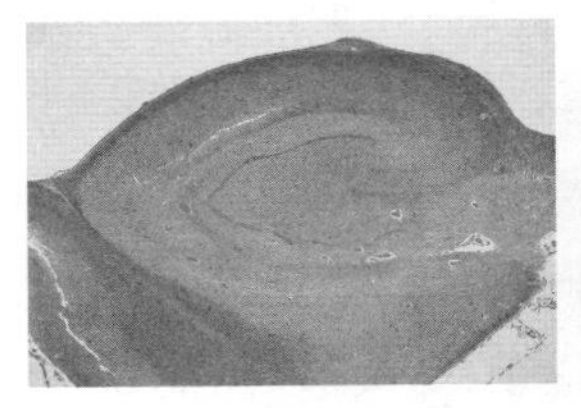
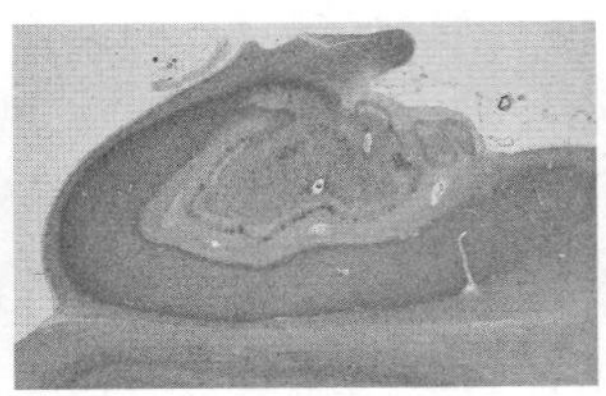
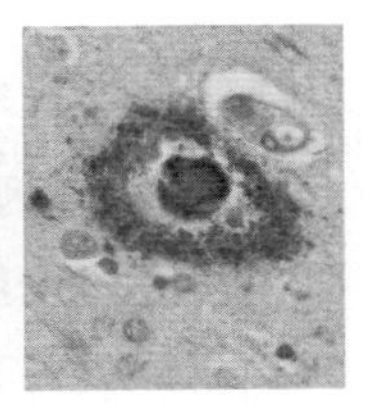

正常海马体（左），神经纤维缠结染色中呈深色的海马体（中），淀粉样斑块（右）。斑块与缠结是阿尔茨海默氏病标志性的病理改变

加州大学旧金山分校神经退行性疾病库的

萨尔瓦托雷·斯皮纳（Salvatore Spina）博士提供

痴呆症研究的历史是一个进步、沉默、倒退，然后再次进步的故事。至 20 世纪初，主要的神经退行性疾病的临床特征和病理特征都已陆续被发现了。于 1906 年被阿洛伊斯·阿尔茨海默首次描述的阿尔茨海默氏病是一种进展性认知障碍疾病，伴有与淀粉样斑块和神经纤维缠结相关的显著记忆丧失。尼可·贝希托尔德（Nicole Berchtold）与卡尔·科特曼（Carl Cotman）以及米歇尔·戈德特（Michel Goedert）的论文澄清了捷克神经精神病学家奥斯卡·费舍尔（Oskar Fischer）对阿尔茨海默氏病的详细描述与阿洛伊斯·阿尔茨海默的发现同等重要，现如今他们二人的成就紧密地联系在一起。历史有时可能是残酷不公的，因为对贡献的认可有时会辱没于权力、派系、官职甚至偏见之中，影响着一个人能否实至名归。随着奥斯卡·费舍尔奖以及其他成就的到来，费舍尔重新被提升到了他应得的地位。

阿诺德·匹克[1]在 1892 年报道了与额颞叶萎缩相关的进展性语言或行为障碍患者的病例，这种疾病现在被称为“额颞叶痴呆”。1910 年，阿尔茨海默的同事弗里茨·海因里希·路易[2]发现了一种H&E染色[3]下呈粉色同心圆状的神经元包涵体[4]，那是帕金森病的特征。在这一系列关于非阿尔茨海默氏病痴呆症的临床和病理特征的重大发现之后，随之而来的是一个持续了近六十年的黑暗时代，在那段日子里我们几乎没有发现什么关于痴呆症的新知识，阿尔茨海默、匹克和路易的精准医学方法被遗忘了，痴呆症成了衰老和动脉硬化或脑血管损伤的同义词。

1970 年代，人们对痴呆症重新产生了兴趣。当时，英国科学家加里·布莱斯德（Gary Blessed）、伯纳德·汤姆林森（Bernard Tomlinson）和马丁·罗斯（Martin Roth）称，养老院内患者认知障碍的严重程度与大脑淀粉样斑块和神经纤维缠结的浓度密切相关。阿尔茨海默氏病这种六十岁以下人群中罕见的痴呆症，一夜之间成为老年人认知障碍的主要原因。1975 年，阿尔伯特·爱因斯坦大学的神经病学家罗伯特·卡茨曼（Robert Katzman）将这一信息融入了一篇影响深远的论文，并

---

① Arnold Pick（1851—1924），捷克精神病学家、神经病学家。

② Fritz Heinrich Lewy（1885—1950），美籍德裔神经病学家。

③ Hematoxylin and eosin stain，苏木精-伊红染色，医学诊断中最广泛使用的组织染色。苏木精将细胞核染成蓝色或暗紫色，而伊红则将细胞质染成粉色，两者共同展现组织结构样貌。

④ Inclusion，存在于细胞内的一类小实体。

在其中指出了一种由他所谓的“阿尔茨海默氏病”引起的痴呆症的流行，而“衰老”的概念则消失了。《时代》杂志对痴呆症和阿尔茨海默氏病进行了着重报道，“所有痴呆症都是阿尔茨海默氏病”这个观念——尽管被证明存在缺陷——变得人尽皆知了。

在 1980 和 1990 年代，阿尔茨海默、匹克和路易描述的种种病理改变均被精确地测定出了其氨基酸序列。阿尔茨海默氏病中的淀粉样斑块由一种名为β－淀粉样蛋白－42、含 42 个氨基酸的蛋白质构成，而神经纤维缠结则由一种名为“tau”的蛋白质的扭曲纤维组成。在额颞叶痴呆患者的细胞中发现的异常蛋白质团块由匹克体（由 tau 蛋白组成）或匹克样包涵体（由 TDP-43[①] 组成）这两种主要蛋白质之一组成。1997 年，另一种“包涵体”路易体的测序表明它由一种被称为“α－突触核蛋白”的蛋白质构成。阿尔茨海默氏病、额颞叶痴呆和帕金森综合征痴呆是在痴呆症门诊中常见的三种困扰老年人的主要疾病。鉴别诊断的挑战就是要确定究竟是哪一种疾病折磨着我们的病人。这些发现为更好地诊断以及最终治疗痴呆症奠定了基础。

β－淀粉样蛋白－42、tau 蛋白和α－突触核蛋白这些在阿尔茨海默氏病、额颞叶痴呆和帕金森病中聚集的蛋白质会错误地折叠，然后在大脑里扩散蔓延，挨个绞杀神经元，所到之处“寸草不生”。

---

① TAR（transactivation response，反式激活应答）DNA（deoxyribonucleic acid，脱氧核糖核酸）-binding protein（结合蛋白）43，一种控制合成不同形态其他蛋白质的蛋白质；异常 TDP-43 团块存在于导致额颞叶痴呆或肌萎缩侧索硬化等临床综合征的疾病中。

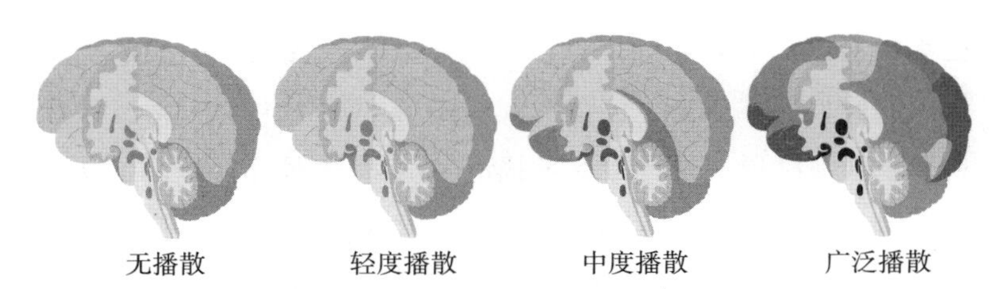

错误折叠的 tau 蛋白因阿尔茨海默氏病而沿着功能网络进行播散
凯瑟琳·彼得森（Cathrine Petersen）提供

加州大学旧金山分校的神经病学家斯坦利·普鲁辛纳（Stanley Prusiner）发现了痴呆症中的蛋白质错误折叠和扩散，并因此获得了 1997 年的诺贝尔（生理学或）医学奖。在阿尔茨海默氏病中，tau 蛋白从海马体扩散到颞顶叶后部皮质，影响记忆、找词和空间定向。在额颞叶痴呆中，tau 蛋白或 TDP-43 沿着突显网络扩散，影响社交行为、欲望和语言，而在帕金森病中，α- 突触核蛋白经由脑干向皮质方向扩散，导致与情绪、焦虑、睡眠、注意力和运动相关的早期症状。当路易体蛋白从脑干扩散至皮质时，就会出现一种严重的痴呆症，称为“路易体痴呆”。所有神经退行性疾病最终都会影响认知状态、精神稳定性和运动能力，但各症状出现的时间节点是诊断的关键依据。

通过仔细确定各症状的病程以及未受累及的功能领域，医生可以合理地推测出病人的病因。以辛迪的父亲为例，他的首发症状是找词困难，这在往往被记忆症状主导着疾病早期阶段乃至整个病程的阿尔茨海默氏病例中不太典型。此外，家族史可辅助确定遗传性疾病导致患者痴呆症的可能性。神经、精神和运动症状学检查有助于完善诊断。血液检测的目的是排除导致痴呆症的可治疗原因，如甲状腺功能低下、维生素 B12 缺乏或肾脏疾病。血液和脑脊液化验以及影像技术有助于鉴别不同的痴呆疾病。例如，MRI 可显示与各种痴呆症相关的不同萎缩模式。在阿尔茨海默氏病（往往有记忆症状）中，萎缩起始于海马体和大脑皮质的后部；在额颞叶痴呆（通常有行为或语言症状）中，萎缩从大脑皮质的前部开始发生；而在帕金森综合征（运动症状更常见）中，萎缩就不那么明显了。MRI 通常可以检出血管性疾病，而不太常见的痴呆症病因（如自身免疫性疾病或雅各布 - 克罗伊茨费尔特病[①]）则有其独特的影像模式。值得一提的是，通过现在的核医学显像技术（PET 扫描），阿尔茨海默氏病特征性的淀粉样蛋白可以被观测到了。同样地，PET 还可以看到神经纤维缠结。更令人兴奋的是，针对阿尔茨海默氏病、额颞叶痴呆和帕金森综合征病理蛋白的血液和脑脊液检测技术正在研发之中，应该很快就能用于指导诊断了。

所以，诊断的发展走过了相当长的一段道路。如今，一名经验丰富的专家可以准确地诊断出患者病因的潜在遗传与分子基础。假如诊断为阿尔茨海默氏病，则建议使用能增加脑内乙酰胆碱[②]（一种对注意力和记忆力尤为重要的神经递质）水平的化合物进行治疗。这些药物无法治愈疾病，但可以使病人状态维持稳定甚至改善长达一年之久。如果诊断为额颞叶痴呆，

---

① Jakob-Creutzfeldt disease，由朊蛋白（一种由蛋白质组成的传染源）导致的一种快速进展性的神经退行性疾病；因最初由德国神经病理学家阿尔丰斯·玛丽亚·雅各布和汉斯·格哈特·克罗伊茨费尔特发现报道而得名。

② Acetylcholine，一种帮助神经元相互沟通的化学神经递质。

则建议使用治疗情绪或行为的药物。对帕金森综合征痴呆而言，促乙酰胆碱药物有助于减轻注意力缺乏和视幻觉。对于所有的痴呆症患者，有时用药物治疗失眠、情绪异常、焦虑，甚至幻觉或妄想状态是有必要的。我们急切期待的疾病修饰药物（disease-modifying medications）仍然还只是一个希望[①]。目前，有多个旨在减少淀粉样蛋白和tau蛋白的阿尔茨海默氏病药物试验、改善tau蛋白和TDP-43聚集的散发性/家族性额颞叶痴呆药物试验，以及治疗帕金森病的临床试验正在进行中。

给病人看诊并记录他们的故事，向来是我每周最期待的时刻。通常情况下，这是一个体察家庭疾苦并倾听家属感触的良机。在这段时间里，我会思考神经退行性疾病是以何种复杂方式扭转一个人设想的人生轨迹，又是如何团结或是疏离一个家庭的。最后，只有面对着真真切切的病人，才能让我对大脑的组织架构产生全新的洞见。虽然从痴呆症的基本原理可以精确预测病情的变化发展，但对我而言，记录病史永远能收获新的见闻。我听到的每一个故事都是独特而丰富的。正如电视剧《裸城》里的旁白所说："裸城里有八百万个故事。而这个只是其中之一。"更年轻的一代医生正在推动使用生物标记物而不是病史作为更精确诊断的基础，这是一个不错的发展趋势，肯定会对我们的社会产生切实而持久的影响。我们最终将能借助血液

① 自本书英文版原著出版以来，先后有阿杜那单抗（Aducanumab）和仑卡奈单抗（Lecanemab）两款作用于β-淀粉样蛋白的疾病修饰治疗药物通过相关部门审批，在包括美国在内的世界各地上市销售。

和脑部影像检查得知何种神经退行性病变正在大脑中作祟，并预测每一个病人的转归轨迹。此外，还会有针对这些疾病的治疗方法出现。有了这些成果后，我所感兴趣的家庭叙事会变得过时吗？也许吧，但这同时也是弗兰克·本森所受到的批评，他的研究和我的一样，都是基于一系列故事，并将之与大脑紧密联系起来。

"生物标志物"这个术语所指代的客观检测技术，应该是用来补充——而非取代——关联着我们与患者及其家庭的病史记录，以帮助疾病的诊断和分期。我们是群居物种。技术永远不会完全取代我们对沟通情感、讲述和倾听故事以及反思其意义的需求。我们生来如此。即使没有 MRI 影像，辛迪关于她父亲的故事也让我得以对她父亲的大脑一窥究竟。在他五十岁出头的时候，症状就开始出现了，这意味着他的疾病属于早发性。近事记忆的丧失表明海马体已遭受了退化，这极有可能是阿尔茨海默氏病引起的。辛迪的父亲无法正常说话，找词能力的丧失是他的首发症状，这是由一种和阿尔茨海默氏病高度相关的语言障碍——少词变异型失语导致的。

自从辛迪的家人为杰瑞寻求诊断那会儿以来，对病人及其照护者所负重担的认识也发生了巨大转变。在许多情况下都会有成体系的互助措施，包括与预立遗嘱等问题相关的法律援助、针对患者及照护者心血管及精神健康突发事件的预防措施，以及为家中及护理机构内患者提供的支持方案。所有痴呆症病人照护者的负担都很重，但根据疾病的不同（额颞叶痴呆的情况更糟，患者会变得难以自制且不通情理，这使得他们无法正常回应那些有助于建立和维持人际关系的常规社交提示）以及照护者的意志力强弱而有所差异。温斯坦一家固然坚忍顽强，但有些家庭却因为痴呆症的出现而分崩离析。

我们现在有了精确诊断和支持照护者的更好方法，这些成果将继续巩固下去。接下来更艰巨的挑战则是将这些通常只有学术型医疗中心才能提供的复杂诊疗手段应用于中低收入社群。而最终极的挑战我们仍无法企及，那就是如何将诊断中所获得的信息转化到有效的疾病修饰治疗和疾病预防治疗中去。

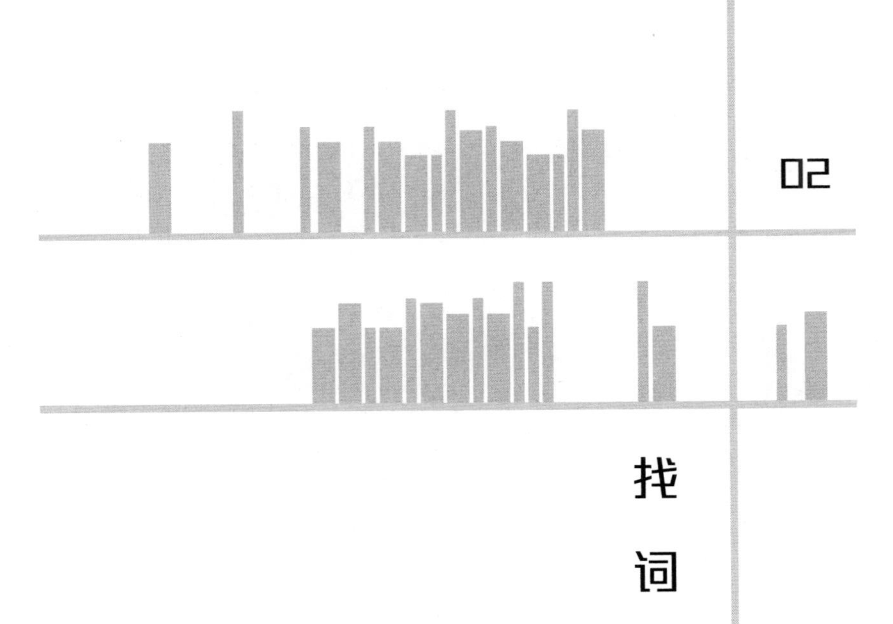

02 找词

管我叫亚哈吧

《白鲸》第一章以一句标志性的“管我叫以实玛利吧”开头。不对，这本小说实际上是以“鲸”在各种语言中的译文开头的，接着是一页又一页上至《圣经》下至海员号子中出现了“鲸”一词的文本摘引。总之，以实玛利可能是叙述者的名字，也可能不是。不过《圣经》中以实玛利这个人物倒是挺契合叙述者的气质——形单影只、无家可归、四处流浪。他任由阴郁的心绪引领自己去参加陌生人的葬礼，并满怀对自由的憧憬踏入那片迷人的水域。以实玛利在与那片水域、与亚哈、与莫比·迪克的遭遇中侥幸存活了下来，四周围绕着死亡的残骸。

多年来，我父亲的死一直在召唤着我作一番深刻反思，这本书便由此展开。我参加了他的葬礼——这理所当然，甚至还致了悼词，但当年的我心不在焉。我花了三十年的时间才鼓起勇气重返他离世的年代，并且不再避开那片残骸。今年的这场在唐家餐厅吃过晚饭后，你会让我计算要付多少钱的小费。如果10美元的10%是1美元，那么它的5%是多少？我的胃会开始翻腾。我从来都讨厌算百分比。

我有一张你抱着我的照片——那时我应该是5岁左右，而你将近40岁了。你的眼神中、你的拥抱里充满了爱，看着照片我心痛不已。

你给予我的爱助我渡过了许多难关——不，应该是所有难关。几何课、钢琴课、研究生阶段、你的离世。

我爱回想你做这些事的样子——驾着丰田汽车以5档的速度穿过埃塞克斯费尔斯，在篮球场上像一台“机器”一样突破得分，带我去威尔士农场吃冰淇淋，穿着你的休闲西装，跟琳达和莱尔一起去听斯莱和斯通一家的演唱会，在维罗纳公园慢跑，一起度过的星期二夜晚。

我爱回想这些事情：

你热衷于劝别人交殿税

我们第一次去因弗雷里打高尔夫球，结果我把球从果岭的一端击到了另一端

在每个成人礼或婚礼上，你都会教我跳恰恰或伦巴

你晚饭后喝茶吃蛋糕的仪式（而母亲会说：水总是不够热）

当爷爷跟律师说奶奶股骨骨折意味着他这辈子再也不能打高尔夫球时你有多生气

你去百慕大参加高尔夫球比赛时去看望外婆

在我钢琴弹错音时提醒我

你开车去赫斯加油站只为节省每加仑3美分

给长途电话计时（我们这算是在干什么，支持公共服务吗？）

和你一起看奥运会滑冰

你坐在红色大椅子上，我坐在你的大腿上

当你拥抱我或挠我痒痒时散发出的老香料的气味

你无条件的爱

爸爸，你给予了我这么多，助我渡过了所有难关，即使你已有段时间没在我身边了。你的力量使我惊奇，但我也常常因你不愿温柔地走进房间跟我道晚安而感到难过。现在一切都结束了。晚安。我爱你。

1997年辛迪在杰瑞的葬礼上所致悼词①

---

① 埃塞克斯费尔斯（Essex Fells），美国新泽西州地名；威尔士农场（Welsh Farms），美国冰淇淋品牌；斯莱和斯通一家（Sly & the Family Stone），成立于1966年的美国乐队，其独特音乐风格融合了灵魂乐、摇滚、放克等风格以及嬉皮士文化；殿税（Temple dues），《圣经》中规定成年犹太人应向圣殿缴纳的税项；因弗雷里（Inverrary），位于佛罗里达州劳德希尔的一家高尔夫俱乐部。

葬礼是为我父亲举办的第二场，但实际上它应该算是第一场，因为这次我身心俱在。

* * *

杰瑞·温斯坦逝世于 1997 年 8 月 12 日，但在此前数年就已被诊断出患有阿尔茨海默氏病。在那些年间（其实甚至早在他被诊断之前）并且直至现在，《白鲸》都一直是我反复阅读的书。为什么一个独腿船长在太平洋上捕鲸的故事会对我这个因为晕动病而不能上船的中产阶层家庭犹太裔女孩有如此大的意义？这是一个有趣的问题，而答案会在接下来的章节中变得逐渐明了。

我给这一章起的标题为“管我叫亚哈吧”，其中的反讽意味对我来说并不陌生。事实上，反讽是贯穿这本书的主题。我是一个文学评论家，这意味着我的大部分时间都在研究从梅尔维尔到哈丽叶特·比切·斯托夫人等作家的文学作品。据说林肯在与比切·斯托夫人见面时曾对她说：“你就是那个发动了这场大战[①]的小个女士吧。”反讽是一个无论于公于私我都极感兴趣的话题。我们都知道爱讽刺别人的人——他们指桑骂槐，但这与反讽是不同的。反讽比一时兴起、尖酸刻薄的评论要深刻得多。在马克·吐温的《哈克贝利·费恩历险记》中，主人公哈克·费恩和吉姆以为他们将去往北方获得自由，却在遭遇了

① 指美国南北战争。

一场汽船事故后错过了通往伊利诺伊州开罗市的岔路口，反而越发深入南方的蓄奴区。汤姆·索亚在小说的最后三分之一让吉姆经历了一系列危险而无意义的行动以逃脱奴役，而汤姆一直知道吉姆是自由的，这就是反讽。反讽有一种不相称的音调，你可以在小说中读到，也可以在生活中听到。我喜欢小说中的不相称，这是我一生中大部分时间都在快乐地研究着的东西。但总的来说，我不太喜欢它出现在我自己的生活中。事实上，我对那样的状况厌恶至极。

反讽也许是最能描述 1980 年代我二十多岁生活的文学术语了。一个人在经历人生中最美好的时光的同时，也经历了人生中最糟糕的时光——正如发生在我身上那自传体式的经历一般，这就是反讽。当我在伯克利获得英语博士学位、即将开启成年生活的同时，却要疲于应对（或疲于不去应对）我父亲被诊断为阿尔茨海默氏病、他的生命正在走向终结的现实局面，这就是反讽。我至今仍不确定自己是否真正应对过这些，或者说不确定这到底是我的经历还是他的经历——这当然极具反讽意味。

当你每天读一本书准备口试的时候，这个世上你最爱的人之一——你的父亲——却每天忘记（至少）一个单词，并且他再也看不懂停车标志，所以必须没收他的车钥匙，这就是反讽。每周从西海岸向东海岸寄信，明知收信人不再识字，却希望寄信的行为能传达出深深的爱，这种爱不仅体现在信的文字内容上，更是体现在这些传递文字的信件本身，这就是反讽。希望收信人知道寄信人在想着他，希望收信人能记得他被爱得有多深，这就是为什么我经常在信的结尾说“要记得我爱你”，就好房东得到了一大笔押金，而我想让他全额退还给我。

好了，我要去准备下周的课业了。

爸爸，我稍后再和你聊。代我向大家问好。

保重，要记得我爱你。
亲亲，
辛迪

2月13日

亲爱的爸爸：

嘿！我刚看完电影回来。玛丽和我去看迈克尔·J.福克斯的新电影《走进光明》了。也就凑合。妈妈说你看见了多到“令人发指”的财富。是不是很棒？你看过伍迪·艾伦的新电影了吗？星期天我想去看《黑寡妇》。

对了，你感觉如何？你跟安妮和莱尼玩得开心吗？海上博彩之行怎么样？你赢钱了吗？你晕船了吗？

这里一切都很好。雨季终于开始了。过去的几天一直是阴雨绵绵但又凉风习习。天气预报员说这是一场好雨，否则今年夏天就会有干旱发生。你那边的天气如何？你还经常去打高尔夫球吗？保龄球比赛进行得如何了？

我最近工作很努力。我这个星期写了不少，希望这个周末能再写一些。谢天谢地，多亏有电脑，它让写作容易了整整一倍。如果没有电脑，整个过程将会难上加难。

奶奶过得好吗？见到她请代我向她问好。你最近和琳达聊过吗？妈妈告诉我她不舒服。这周末我会给她打个电话。

好了，爸爸，稍后再聊。保重，要记得我爱你。

爱你的，
辛迪

辛迪写给杰瑞的两封信（年份不详）[①]

---

① 实际上迈克尔·J.福克斯只演过《阳光普照/登龙有术》（*Light of Day*，1987），没有演过《走进光明》（*Into the Light*）。

像写上这句话就能成真似的。

在我最后几次去佛罗里达那个我父母准备颐养天年，但后来实际上却过着地狱般生活的地方时，我发现那些信被放在一个塑料拉链袋里，完好地塞在他床头柜的抽屉里，所以那些信对我父亲一定意义重大。每封信都是用开信刀小心翼翼地打开的，我父亲年轻时常常用开信刀打开信件和家庭开支账单（当时他还读得懂信件）。他总是按时支付这些账单，小心翼翼地平衡收支，确保自己有足够的积蓄，好住进一堆昂贵却又如地狱般的佛罗里达养老院中去。同时，每出现一种新症状，都会让他陷入更深的情感和躯体痛苦之中。

那些养老院的名字就如同乔治·奥威尔 20 世纪的反乌托邦小说《1984》中的产物——在这部小说中，真理部是一所谎言工厂，而和平部则是一台战争机器。我父亲进入的那个奥威尔式的世界，是由一些名字里包含着“自由”或“传统”这两个词的机构组成的，说得就好像接受五年的轮椅监禁与自由有任何关系似的，或者仿佛住户能够记住任何一个传统似的。养老院与语言的关系建立在反讽的基础上，我意识到这不是很多人必然会关注或关心的事情。但我却对此很在意，因为我知道这些话是为了让那些探视的访客能够欺骗自己——哪怕只是短暂的片刻，让他们以为自己把心爱的人送进了绝非监狱的什么地方。本章以浮夸地宣称《白鲸》在我生命中的重要地位作为开头，以一个我和爸爸去伯克利的一家超市寻找油炸面包丁的故事作为结尾，这就是反讽。这个故事其实既不是关于油炸面包丁的，也不是关于“油炸面包丁”这个词的。它讲的是当大脑永远找不到词语时会发生什么。

* * *

关于语言习得及其衰退的神经回路，解释起来异常地复杂。甚至仅仅是解释语言能力退化的那些词汇就非常复杂。在加州大学旧金山分校吃午饭时，我的一位神经病学家朋友指出了其中的反讽之处。他说，当他告诉那些患者他们得了早发性阿尔茨海默氏病少词变异型时，他们可能已经不记得“早”这个字的意思了。少词变异型并不是患者找词困难的唯一解释。如果额颞叶痴呆患者的语言受到影响，那他们可能属于语义变异型或非流利变异型。我记得我曾请教过一位专门研究痴呆症和语言的神经病学家，人们究竟是如何区分这些变异型的。她说：“哦，你听得出来。”她说得的确没错。我观察过一个非流利变异型患者的神经心理学测试，她拿到许多印有一个单词的纸片，需要将这些纸片排列成能描述图片的句子。但她完成不了这个任务，因为她忘了语法。冠词、名词和动词间的关联在她脑中“开了小差”。另一位神经病学家将这类病人的表达描述为“人猿泰山般的”。

我爸爸也忘了语法，但他首先忘记的是词汇。他找不到它们。这与语义变异型不同：在语义变异型中，单词的意义也不见了。在我爸爸彻底失语之前，（我相信）他能明白许多单词的意思，他只是想不起这些词怎么说来着了。我在伯克利的一家超市目睹了这一过程的挫败感，当时，“油炸面包丁”（crouton）

这个词就是触不可及，仿佛海市蜃楼一般。

文学评论中存在一个概念，描述了“油炸面包丁”这个词和它所指涉的沙拉中脆脆的那种东西之间的关系。根据语言学家费迪南·德·索绪尔的说法，“油炸面包丁”这些字的组合构成了他所谓的“能指”。能指（或者其读音）将我们导向了读到“油炸面包丁”这个词时出现在我们脑海中被称作“所指”的概念。而我们喜欢吃的那个实际物体或者物理对象——油炸面包丁——则被称为“指涉物”。当我们学习语言时，学习的就是这些看似随意却又不可或缺的对应关系。当我们得了阿尔茨海默氏病时，我们就忘记了这些关系。这种酥脆的东西为什么要叫油炸面包丁着实没有什么道理，但人们就是这么称呼它的。

有一些书之所以让我尤为喜爱，正因为它们充分表现了这种随意性。以纳撒尼尔·霍桑的《红字》为例。书名中提到的“字”指的是英文字母“A”，主人公海丝特·白兰因通奸而被迫戴上这个字母作为惩罚，而对象竟然偏偏是清教牧师亚瑟·丁梅斯代尔。在小说中，A 的含义逐渐发生了变化。它指的是“通奸”（adultery）、“亚瑟”（Arthur），还是两者兼而有之，抑或两者都不是？上述说法都对，而且还不止这些。海丝特把她的字母绣成了一件华丽的艺术品，并以此转化她的惩戒和苦难。她把自己那平平无奇的字母 A 转变成一枚荣耀而秀丽的徽章（作为一名文学评论家，我不禁想知道 A 是不是也代表着“美”［aesthetics］？）。小说中的旁白甚至告诉我们，曾用字母 A 来惩罚海丝特的清教徒团体后来却认为字母 A 也代表着美好的东西。她很能干（able）。她是个天使（angel）。霍桑沉醉于语言词汇的变化多样，痴迷于单词甚至是字母所能传达的丰富内涵。霍桑提醒我们，这些含义是由人类创造的，因此是非常随意的。谁能想到，在爸爸被诊断出阿尔茨海默氏病之后再阅读《红字》时，我会一时心生极端讽刺的想法，觉得字母A代表的是阿尔茨海默氏病（Alzheimer's）呢？海丝特的A不同于我的A，但我对她将痛苦转化为美的孜孜不懈产生了共鸣。在布鲁斯的帮助下，我正试图找到合适的词语，来将混乱不堪的悲伤转化为精确美妙的语言。

我爸爸迷失了自我，而语言是第一个出问题的方面，或至少是第一个我完全意识到出问题的方面——我开始隐约感觉到这一点多半是因为在打长途电话的时候，他对我所提问题的回答总是只有孤零零的一个字。起初，我以为他"只是"因为抛售了产业和房屋而有些惆怅，换作谁不会如此呢？

如果有办法可以按照出现的时间先后给所有症状排序的话，我估计我母亲对爸爸的性格变化以及他首先出问题的方面会有非常不同的看法。我不清楚其他方面是什么时候出问题的——比如他平衡收支的能力，或者他手握方向盘时的自信——很多问题我只是在时空远隔的情况下才间接地了解到的。如果当时我在他身边，我就不会与父亲的疾病有如此间接的关系，或许也不会有这种在伯克利时持续不断萦绕在我心头、在他去世时如同一列货运火车般猛烈撞击着我的负罪感了。不过那样的话我十有八九也不会获得博士学位——哦，也不会拥有现在的人生。

我记得有一张生日贺卡上爸爸的字迹和拼写确实特别糟糕。

他的字写得从来都不怎么好，所以很容易把他那歪歪扭扭、奇形怪状的字母归咎于他的粗枝大叶。现在明确了他的诊断后回过头来看，很明显他忘记了如何书写字母。然而，拼写错误还是让我心里“咯噔”了一下，这不仅仅是因为我获得了英语专业的学位而在这方面特别苛刻，而是因为他的笔迹明显失去了控制。“Dear”（亲爱的）这个单词里的“D”写得杂乱无章，仿佛是一只颤抖的手写出来的，而“e”则向下沉到其他字母的线上去了。这些怪异的现象虽然明显能够看见，但却很容易被人忽略，当成糟糕的笔迹一笑置之。我压根就没往疾病症状那方面去想。

我将在后面的章节中讨论父亲的不容忽视的一些症状：方向感缺失、失眠，以及以奇怪的物质形式表现出来的身份意识丧失，比如不断地把他的钱包从裤子口袋里拿出后翻来找去，仿佛试图在那堆写着他名字的证件中找到它们所代表的意义，而那个他真正在寻找的东西，当然就是他自己。让我们暂时回到索绪尔那儿。父亲的驾照或医疗保险卡上印着一串记号，也就是拼写出他名字的字母，但他在寻找的是这串记号所指涉的含义。他认不出那是他自己了。他知道那一定代表着什么，但不知道具体是什么，因为那指涉对象早已支离破碎、面目全非。他把钱包拿出来又放回去，这让他看起来像个没有明确目的、不断重复动作的强迫症患者，但他其实是有目的的。应该是有的，对吧？如果能够在爸爸那无非是习惯性动作的症状中探寻出某种深刻意义的话，我会好过点吗？还是说，这不过就是我试图理性地思考“父亲虽仍健在但却正逐渐消失”这一可怕现实，从而不让自己感性地认识它的一种方式？一个典型的英语教授会说，这两者都对。但是小说中我喜欢的那种复意（ambiguity）——让字母A、白鲸、亨利·戴维·梭罗的瓦尔登湖、沃尔特·惠特曼的草叶等这样的一些物件可以同时拥有双重或多重指代含义的文学概念——在此并没有让我觉得好受一些。当你读一本小说并谈论它的复意时，你的目标并不是为了消除复意，而是为了阐明复意。我很清楚我爸爸翻遍钱包的意义，但我真正想要的，是让它（也就是标志着他生病的行为）消失不见。我试图以小说的方式解读他的病情，不过是证明了我想要改变爸爸患病的事实，想要回到那个每个星期日我能坐在他腿上看美式足球的年代（天哪，我真是太爱他了，我甚至还和他一起看高尔夫球和保龄球），然而无论再怎么解读，这些都不可能实现。

马克·吐温最耳熟能详的名言之一是“拒绝不仅仅是埃及的一条河”[①]。我处于一种“半拒绝”的状态，正是吐温、梅尔维尔和霍桑有力地帮助了我。我之所以说“半拒绝”状态，是因为尽管我知道父亲病得很重，但这些敬爱的作家就像逃生舱一般，帮助我暂时避开了父亲的疾病所带来的威胁，那既是对他的威胁，也是对我的威胁。小说就像一个我可以通行的紧急出口，或者一个我可以横架的“禁止入内”标志牌。借助它，我就不必正眼直视父亲的疾病造成的恐惧，以免如同看着美杜莎

① Denial ain't just a river in Egypt. 句中denial（拒绝）与the Nile（尼罗河）发音相似，句意旨在讽刺那些拒绝承认显而易见的事实的人。

那样变成僵硬的石头。但我应该回头看看的。

可是，看着他掏出钱包、四处搜寻他的身份证明、放回去又拿出来，实在让人崩溃。我能借由看向别处——主要是书籍，暂时从这一瞥中恢复过来（毕竟，和我母亲每时每刻遭受的近距离冲击相比，这只不过是微不足道的一瞥）。当然，人们总是在寻找东西，比如丢失的钥匙或者一件放错地方的衣服，但我从未见过有人在寻找自己。无论他多少次查看自己的驾照、社保卡或医保卡，"杰瑞·温斯坦"这几个字总是不够用。

这很糟糕，非常糟糕，但阿尔茨海默氏病会让你把期望压得越来越低（就像地狱，降到哪层才算到了底？），或者更准确地说，把你的痛苦忍耐度拔得越来越高（再给你点痛苦——看看你还能承受多少？）。我要明确一点，我说的是那个眼睁睁注视着患者的人，也就是我自己。一开始会很痛苦，然后你就习惯了。然后更痛苦一点，你还是会习惯的。每一次愤怒（缺失了一段记忆、忘却了一个单词，或者花了三个小时跑一趟杂货店，而你从里程表上就能看得出来那个人迷了路）都会让观察者变得坚强起来，为下一次重创做好准备。疾病的逐渐恶化大致可以缩略为如下表述：首先人们会因为"即使最近的事情转身即忘，他至少还能记得很久以前的经历"而感到欣慰；然后会变成"算了，好歹他还认得我是谁"；再接下来是"至少他知道我是他的至亲"。到了一定程度，人们只能无奈地置之一笑："至少他还没死"。我不知道我父亲本人会如何描述病情恶化的过程。

对我来说，最要我命的是我爸爸逐渐失去的语言能力——一个字接着一个字地遗忘，如同水一滴一滴地流入下水道。这是一种直接源自希腊神话的折磨手段，就像普罗米修斯被秃鹰啄食掉肝脏，不料他的肝脏竟又长出来了，继而又被啄食掉。但如果必须选一个最合适的神话，我会选西西弗斯——那个不得不反复把总会滚落的巨石推上山顶的国王。但有很重要的一点需要提醒：与那个贪婪无度、嗜杀成性、背信弃义的希腊国王不同，我爸爸无须受到惩罚。他是个好人。他在第二次世界大战期间服役于海军，他爱他的孩子，他工作异常努力，但结果他的辛劳完全付诸东流。在疾病的早期阶段，我爸爸确实跟西西弗斯很相似，只不过他背负的是语词的重担。而跟西西弗斯明显不同的是，有时爸爸能够成功爬上山顶，找到那个等着他的单词；但不假时日总会出现另一个单词需要他费力去背负。有时他也会和西西弗斯一样，耗尽全力而不得，单词便轰然坠落，将他深埋于其下。而在其他时候他甚至无力招架，被那些磐石般纹丝不动的单词压迫得喘不过气来，因为那些斑块已经把他的大脑搅得血肉模糊。

他第一次发病的时候几乎一个词也说不出来，这让我想死的心都有了。我想像哈姆雷特一样和我爸爸一起跳进坟墓，再也不出来。尽管他也在罗格斯大学学过《退伍军人权利法》，但这不是他知不知道莎士比亚、霍桑或梅尔维尔的问题。即便是在他还能阅读的时候，他也向来不喜读书，尽管现在我能回想起在我年轻时，詹姆斯·米切纳的那本《源泉》（*The Source*）（直至今日我仍然坚决拒绝读这本书）月复一月、年复一年地静静摆放在他那张底下错落有致、整齐地码放着他的旧拖鞋的床上。我猜他从很久以前开始就有阅读障碍了。也有可能他只是更喜欢里昂·尤里斯（我还能看到他那本破旧的蓝色封面的《出埃及记》）而不是米切纳罢了。

出于某种维护女性利益的奇怪理由，我拒绝阅读米切纳的作品；窃以为，他和梅尔维尔仅有的共同点在于他们都写了很长的书，以及他们的姓氏都以M开头。《白鲸》可能是最吸引人、最成功地展示了语言的广度和美感的小说。这部小说是我们文化基因中不可分割的一部分，即使一个人没有读过这本书，也几乎必定知道这是个关于一位名叫亚哈的独腿船长的故事。亚哈是新英格兰地区一艘名叫“裴廓德号”的捕鲸船的船长，他非常了解人类的本性（除了他自己的本性），他设法使船上的水手对他被那条白鲸吃掉他整条腿以及其他东西的痛苦而感同身受，以至于他们愿意献出时间和生命来完成他的个人复仇。一路上，船员们捕杀了许多其他鲸鱼，因此捕猎的经济效益是令人满意的。亚哈蛊惑了船员，或者更准确地说，用他的语言催眠了他们，他是莎士比亚与《旧约》中上帝的结合体。亚哈的言辞极具煽动性，小说中有很多场景都在表现亚哈那摄人心魄的气场和至高无上的权力。读者不应该——我强调是不应该——认同亚哈。

以实玛利才应享有至高无上的地位。以实玛利才是读者想要与之沟通心灵的人物。他风趣幽默、心胸开阔——从他能毫无保留地接受满是纹身的魁魁格就可见一斑——他并不是一个输不起的人（当谈到每个水手回到新英格兰后能挣多少钱时，他是收入最微薄的，但他并不在乎）。以实玛利是一名自己主动投靠裴廓德号的水手，因为他是那种要在海上寻求安慰的失意之人。虽然以实玛利和亚哈曾一度较量过话语权，但由于他是船员中唯一活下来的人，所以最终由他来讲述这个故事。在小说中，以实玛利与亚哈两人的存在感彼此竞争，他们的故事线相互交错。相交是因为亚哈是以实玛利的船长，以实玛利似乎也一度被亚哈对鲸鱼那狂野激昂的仇恨力量所蒙蔽，而相错则是因为以实玛利也在不断地颠覆亚哈对世界的看法。亚哈眼中只有他自己，以及他的痛苦在这世界上方方面面的投影（“亚哈就是亚哈”），而以实玛利则致力于描绘世界上除自己以外的方方面面。亚哈是个自恋狂。以实玛利则刚好相反。亚哈把他自己封闭在自己的世界里。以实玛利则走向外面的世界，拥抱差异和多样性。他是人类学家、科学家、律师、水手、幽默家和学生。他曾明确地指出，“捕鲸船就是我的耶鲁大学和哈佛大学”。

相比亚哈，以实玛利更多是通过智性思考来施加对读者的影响，因此也更脆弱。他的语言旁征博引了大量文学（不仅仅有《旧约》和莎士比亚的悲剧英雄）、科学和全球各地的风土人情。当亚哈正忙于想方设法屠杀鲸鱼时，以实玛利则在用一种更人性化的方式来描述鲸鱼。他似乎知道（或至少想知道）关于鲸鱼的一切——无论是在谈论鲸鱼的皮肤、骨骼还是脑袋时——尽管他的许多章节都是在讲述我们最终对鲸鱼了解得如此之少。我最喜欢的章节之一提到以实玛利试图弄清楚鲸鱼的喷水孔喷出来的到底是什么。他有各种各样的理论，但这些理论都有待验证，因为若想要真正知道那气体或液体是什么，以实玛利就必须把他的脸靠近喷水孔，这样他很可能会被严重烫伤，甚至在寻找答案的过程中丧命。以实玛利的故事的重要意义不在于最终结论，而在于得出结论的过程。换句话说，这些故事的结尾往往是，虽然我们对鲸鱼的某些细节一无所知，但却从以实玛利关于试图求证某个假设而未果的叙述中有所收获。我们可能永远无法知道鲸鱼的脑袋里喷出的东西究竟是什么，但我们收获了一份求知若渴的智慧，以及那诞生自奇幻经历、自身也充满了奇幻色彩且美妙逗趣的语言。

文学评论家会反复阅读他们最喜爱的书，我也把《白鲸》读了很多遍。十六岁那会儿我第一次读，还仔细地搜遍了小说中引用的《圣经》典故，试图解释梅尔维尔是如何使用并修改它们的，以讲述这样一个故事的：一个男人憎恨上帝，让人不禁觉得他是不是太爱上帝了，以至于他觉得自己像个被抛弃的情人。亚哈以违抗上帝、毁灭自我的复仇作为回应，同时也毁灭了他这一路以来除以实玛利外的所有人。大学二年级时，我在一位老师——他后来成了我敬爱的导师——的研讨班上又读了一遍《白鲸》。在课程论文中，我讨论了小说中亚哈对寓意之必然性的痴迷（鲸鱼是邪恶的，因此必须被毁灭）与以实玛利对象征之偶然性的接纳（鲸鱼是具有毁灭力的、崇高的、深不可测的、温顺的、野性的，等等）之间的冲突。我后来在那位敬爱的老师的指导下撰写毕业论文时又一次读了《白鲸》，并对寓意部分的阐述做了些修改，并以此为基础完成了我的第一本书。

我曾自豪地对他说，那已经是我第三次读《白鲸》了。他回答道："这样啊，看来现在你可以就这部小说发表一些独到的见解了。"听了这些话，我完全被这位教授迷住了，当然也被梅尔维尔迷住了。在研究生的第一年，我又读了一遍《白鲸》，和我一起读的是另一位我深深敬爱的教授。后来，当我明确了父亲的诊断，终于明白了为什么我们之间的电话是如此短暂、怪异又令人难受后，他告诉我，如果我准备放弃伯克利的研究生课程并去往东海岸（当时我有点中意约翰斯·霍普金斯大学），同时认为自己可以从马里兰通勤到佛罗里达帮我母亲照顾我父亲，那么这种事连想也不要想。要么留在伯克利读博士，要么搬去佛罗里达跟父母一起住。我不可能同时兼顾这两方面。如果两头都去顾及，那就都会落空。他说得没错，但我实在无法做出这个残酷的抉择。这当然远不及父亲的病情那样残酷，但我似乎听到脑中响起了阵阵警报声。诗人艾米莉·狄金森曾写道："我的脑海里，进行着一场葬礼。"我深有同感。这可能是一个我将为舍弃的一方抱憾终生的抉择。事实证明的确如此。

* * *

在父亲确诊后不久，我又再一次读了遍《白鲸》，对这本小说又有了截然不同的领悟。在此之前，我心智正常（相对而言如此），认同的是以实玛利。我能体会他的幽默（他在描绘鲸鱼的阳具时把外侧的部分比作身着长袍的教皇），也喜欢他对权威（就拿那个亚哈来说吧！）的颠覆。最重要的是，我陶醉于他玩弄文字的轻巧和倾泻辞藻的洒脱，以及那在捕鲸与写作之间或捕鲸史与世界史之间牵引出的动人羁绊。例如，以实玛利关于鲸鱼皮肤的那一章始于对其质地和透明度的描述，止于鲸鱼皮肤和脆弱纸张间的联系。每当我教授《白鲸》的时候，我最喜欢做的一件事就是引导困惑的学生们阅读一段文字特别密集的段落，感受以实玛利是如何在一个段落中牵着读者的手，将不同地域或不同景象相互连接，从而穿越全球历史的。

也许我应该庆幸在我的口试中不曾有考官对我所解读的《白鲸》太过严苛，因为当我在得知父亲患有阿尔茨海默氏病后重新阅读这本书时，我发现我解读的方向完全错了。就好像是裴廓德号上的罗盘完全失灵了一样。我感觉自己就像是比普——那个在船员们追猎鲸鱼时从其中一艘小船上掉了下来、然后被卷入大海的人物。当船员们正在商议是否要救他之际，他被迫沉溺在浩瀚无边的太平洋之中。在这数分钟之久的煎熬期间，他目睹了死亡，遇见了上帝，随后陷入了癫狂。比普最终获救，并收获了亚哈的友谊，而这份友谊让我大感不妙——我显然错误地解读了这本小说。以实玛利似乎不再有趣，甚至与小说的情节也不再有什么关系。我知道从解读的角度而言这样说是错误的，但在我新的心境下以及新的参考标准里，我所关心的都是亚哈：他的痛苦，他那永不满足的复仇欲望，他的狩猎。我对这个可怕而疯狂的角色有了前所未有的理解，希望以后也不会再有了。他的愤怒就是我的愤怒。有人——一个与我很亲近的人——从我身上拿走了什么，我就如同亚哈一样愤怒，有生以来从未如此愤怒和悲伤过。我从不相信上帝，因此对上帝的愤恨对我来说并不是问题所在，这一点我与亚哈截然不同。我反倒是始终相信家庭和亲情的力量，更确切地说，是我的父亲以及他对我的爱。这份爱意是如此真实、如此深刻，甚至一直持续到他认不出我是谁、说不出话、被药物灌到神志不清（其实他早已神志不清了，我倒希望药物能让他变得好一些）。我说他爱我，但我真正的意思是：我认为在某种程度上，他记得我是他曾经爱过的人。即便他已记不清我到底是谁，他仍然知道我曾经对他很重要。

如果有人记得爱过你，这是否等同于他们仍然爱着你？其实不然，但也没差多少。对此我能够接受，因为这意味着我爸爸还保留着足够多的心智，这也意味着他心里还有我。当一个认识你的人再也不认识你了，这听起来很好笑，不，应该说很崩溃，这会让你觉得——至少这让我觉得，我也跟着渐渐消失了。最后，我说服自己：鉴于父亲变得如此神鬼莫测，即使他并不仍然爱我、不记得曾经爱过我，我依然有存在的理由。只要那关键的认可尚存一丝就足够了（我依稀记得那是曾经有过的）。作为女儿，我可以就靠这么些——或者说这么点——活下去。它能让我以文学评论家的身份找寻意义（并以女儿的身份保留他对我的爱）。我可以依靠拼凑这些零碎散落的素材来创作一份叙事作品。我只需要透过我爸爸的皮囊——他大张的嘴巴、他蹒跚的步履（当他还能走路时）、他迷离的眼神——望向他的心灵深处就行。

文学评论家的身份拯救了我。《白鲸》似乎只是在讲述一头鲸鱼，但其实它也在讲述信仰、痛苦、语言、经济和奴役。同样地，作为文学系学生的我开导着作为女儿的我：或许你的爸爸不再认得出你是谁，但如果你仔细观察，你就能体会到他的心理活动，而那时你就会发现，你爸爸以及他对你的爱亘古不变。

回过头来看，我认为这种精神状态既是又不是个问题（也许我现在有能力同时持有两种想法，但当时我做不到）：说它是个问题，因为它挡住了爸爸的疾病，让我无法真正地“应对”它；说它不是个问题，因为它挡住了爸爸的疾病，让我能够做我喜欢的事情。我那时像个被吓坏了的孩子，因为生怕看见床底下藏着什么极其恐怖的东西而抱头蜷缩（爸爸总是叫我胆小鬼，天啊，他真是太不了解我了），以这种方式来应对（或者说不应对？）问题，使我能够在自己的人生中一直做我喜欢做的事情。自从我十六岁第一次阅读《白鲸》开始，我就在想，这将是我永远想做的事。但一个有自尊心并深爱着父亲的女儿在他消失之际又怎么可以随心所欲呢？爸爸连生活都无法自理了，我怎么还能我行我素呢？更别提以之为乐了！

当我第无数次重读《白鲸》时，我爸爸的病早已牢牢盘踞在我心头——哪怕它只是位于我意识的边缘（因为阅读能给予我慰藉，让我在试图理解小说的时候把阿尔茨海默氏病抛至一旁），猛然间，亚哈那要把人类有史以来一切苦难和悲伤全都摞在鲸鱼背脊上的喃喃自语直击我心灵的要害。将一个人的痛苦集中于一处以便一劳永逸地消除它，这种疯狂的做法似乎不仅完全合乎逻辑，而且是极有可能办到的。如果我能找到一头白鲸并杀死它，我会感觉畅快淋漓。曾有一段时间，我以为佛罗里达就是解决问题的答案。除了有一次和我妈妈去迈阿密海滩看望外婆萨拉之外，我从来都不怎么喜欢佛罗里达。现在这里又成了我父亲忍受这场噩梦煎熬的地方，我对这个州的感觉就更糟了。

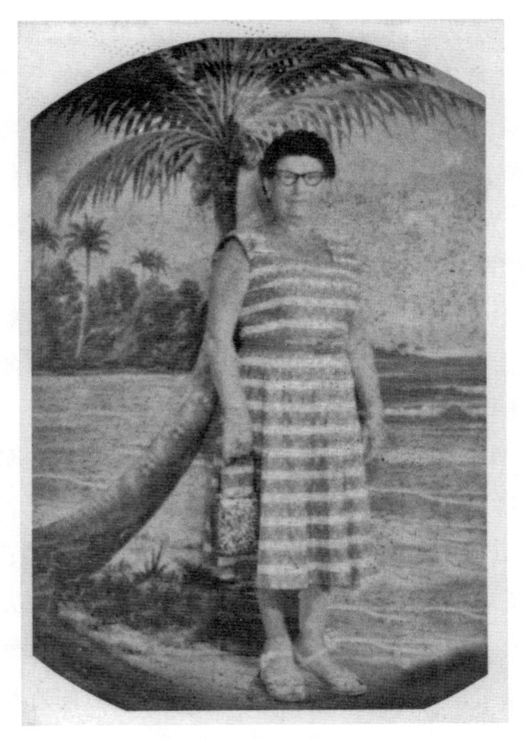

辛迪的外祖母萨拉（年份不详）

但也许白鲸就藏在伯克利的某处。难道是我的口试书目？这个庞然大物由上百本书组成，但我能将这些书逐一击破。事实上，我在口试中表现得异常出色，这的确让我高兴了一阵子，不过这比不上找到我（以及我父亲）痛苦的根源并将之摧毁那般爽彻心扉。但问题是我喜爱我所读的书，甚至是那些我耻于承认的钟爱之书。弗兰克·诺里斯是19世纪晚期的一名作家，巧合的是他在伯克利也待过一段日子。他写过一本小说，《麦克提格》，我一直拿它来取笑，称其为“麦克低格”[①]。西奥多·德莱塞在1925年写就的《美国悲剧》长达九百多页，书名与我感觉我的家庭正在经历的遭遇颇为契合。小说在1951年被改编成电影《阳光下的地方》（*A Place in the Sun*），由伊丽莎白·泰勒、蒙哥马利·克利夫特和雪莱·温特斯[②]主演。主人公克莱德·格里菲思的堕落故事，他最终在电椅上被处死的结局，都非常引人入胜。每天都细读一本这样的书既能让我和自己的痛苦保持一定距离，又能让我了解其他人（我指的是小说中的人物）的痛苦，这样我的痛苦也就不再显得那么钻心刺骨了。

也就是说，我在伯克利找不到任何类似白鲸的东西。这座城市太美了。书店也太诱人了。咖啡馆还无处不在。我的一个朋友曾经说过：“咖啡会让你更聪明。”如果这是真的，那我们早晚会赢得诺贝尔奖。伯克利是我命中注定要去的地方。尽管每天夜里在我上床睡觉前，压抑到让我无法深吸一口气的沉重心情会再度袭来，我依旧为能花一整个白天的时间避开爸爸的疾病的烦扰来尽情学习而深感幸福。我的幸福感是一把不折不扣的双刃剑。

《白鲸》中有许多场景对我的生活产生了深远的影响。其中之一是哺乳期的母鲸围绕在它们幼鲸宝宝周围的场景。这一幕非常重要，因为小说中除了在裴廓德号起航前把食物送上船

---

① McTedious，即作者对《麦克提格》（*McTeague*）的戏谑，此处“低格”呼应tedious（乏味无聊）。

② Shelley Winters（1920—2006），美国演员。

的慈善姑妈外，实在是见不到什么女性角色了。它之所以重要，还因为这一幕展现了一幅宁静平和的独特画面，而在其他章节中，鲸鱼更多的是被捕杀和肢解。另一幕则是在《狮身人头怪物》一章中，亚哈冲着那挂在裴廓德号一侧的鲸鱼头颅，要它说出它的秘密，例如这头鲸鱼在海上航行时看见了些什么，上帝究竟是否存在，等等。小说中还有一个让我挥之不去的形象是那些水手，他们以图像和文字的形式再现了海上生活时所遭受的肉体和精神摧残。例如，一条残损的臂肘、一叶倾覆的小舟、一名溺水的船友。而这些全都会跟随这些遍体鳞伤的水手一生，无论他们是站着（如果他们所幸还有腿的话），还是坐着，乞求路人怜悯他们，施舍他们一分钱。

我认为我正在写的这本书是写给我自己的，也就是被那个将我父亲变得消失不见的戏法——既未经得他的同意，也未得到我的许可（说得好像有人征询过我们的意见似的）——毁掉的那个人。又或者，这本书是我写给我爸爸的，如果他还能用语言文字与人交流的话。这将是他在表达自己的痛苦，或者至少是我在尝试替他发声。我们都知道，一个有苦说不出的人更加痛苦。这就是为什么会有人选择“放弃抢救”①。从我爸爸的抽泣、呜咽以及如同他自身那般支离破碎、让人晕头转向的残言片语中，我能听出他那源于阿尔茨海默氏病的深深苦痛。在他即将度过残年的养老院里的一面墙上，我发现了一个通水管用

① Do not resuscitate（DNR），即在神志尚清醒时预先提出的主动放弃心肺复苏、气管插管等有创抢救措施以求安然度过临终时刻的意愿。

的槽洞，原先占据那个位置的水槽却已经不复存在了，因为父亲一怒之下把它拔了出来。我能（或许你也能）感觉到他的嘴唇拼命地靠拢想要做出亲吻的动作，但最终只是触碰到你的脸颊，仿佛不记得接下来该怎么做才对似的。跟那些受伤的水手不同，我一分钱也不想要，我只想得到宽恕和解脱。

《白鲸》中还有一幕让我印象深刻，它与我写这本书的初衷，以及面对我父亲的疾病密切相关。同样密切相关的还有我不在他身边的多年时光。在那些岁月里，我没有在父亲身边阻止这一切的出现（说得好像我本可以阻止似的），也没有在他身边照顾他（这点我本可以做到）。那幅景象被记录在《抹香鲸头》一章中。以实玛利曾谈到鲸鱼眼睛的位置。他首先描述了鲸鱼眼睛大致位于人类耳部这一奇特现象，然后从具体和抽象两方面，思考了这种反常位置的意义。就具体内容而言，这说明鲸鱼的大脑可以同时接收两幅完全不同的画面。一只眼睛可能会看到充满一整片海域的浮游生物，那是鲸鱼的主要食物来源之一；另一只眼睛则可能会看到一小队鲨鱼。而在抽象意义上，这意味着鲸鱼的思维可以同时理解两幅影像——甚至可能是相互对立的两幅影像。在梅尔维尔看来，这对我们如何阅读文学作品乃至如何理解人生来说都是一段深刻的教导。这个想法在理论上其实十分简单，但在实践中却无比困难。以实玛利明白了。亚哈却没有。鲸鱼能同时看到两幅影像的能力是人类细致洞察与开阔胸怀的理想典范，世界和人生都是由形形色色乃至常常互不兼容的经历组成的。那头鲸鱼——莫比·迪克——的白皙，也许象征着天使般的纯洁，抑或是尸骸般的恐怖。如果一个人能同时观察两个角度，他可能会想象，一天既可以是美好的，而另一方面，这一天又可能是某个无家可归之人挣扎着度过的。一个人可以既在伯克利享受快乐、做素来想做的事情——阅读，又同时意识到父亲此刻正身处佛罗里达的某个角落——他或许迷路了，正害怕他的身体会分崩离析、无处可寻。更别提享受阅读的乐趣了。

在我的头脑中，我想同时记住这两种同样真切的经历，就像鲸鱼那样；但在我的内心里，我却情不自禁地要把它们分割开来，只选其一。因为我爸爸的疾病比我的研究生生活更真实、更重要，所以我（从某种程度上来说）选择了我爸爸，尽管我人留在了伯克利。所以我猜我也选择了伯克利。多年来，每当我妄图成为鲸鱼、尝试以人类之躯行鲸鱼之能事——求得两全其美时，我都会让自己受尽惩罚。事实上，我所做的只是把我的时间（同时还有视角）一分为二：白天，我是一个幸福快乐的研究生；晚上，我变回一个伤心欲绝的女儿。因为我无法在同一时刻扮演这两个角色。

这种如今更多地被描述为危险的“缺乏正念（mindfulness）”的分割手段在学术战线上取得了成功。因为那根本不是一条真正的战线。当我沉浸在书本中时，我就远离了争斗和冲突。我的思绪远在天边——跟瓦尔登湖畔的梭罗同在，或是跟密西西比河上的哈克和吉姆同在——总之不在那个荒凉的养老院里。那儿的音乐曲目中充斥着讽刺的旋律——我记得当养老院的背景音乐响起《感谢回忆》（*Thanks for the Memories*）这首歌时，一股恶心感向我猛烈袭来；那儿的人如行尸走肉般坐在轮椅上，嘴巴大张着等候被宣判死刑——我指的是真正的生命终结。梅尔维尔的第五部小说《马尔迪》可以算作在《白鲸》之前一次（失败的）彩排，试图理解它显然是一项颇具挑战性的任务，但它至少是平和的，或者更确切地说，是梅尔维尔的努力尝试。我专心撰写论文，以此救赎我自己，仿佛身上裹着一条暖和的毯子——就是以实玛利和魁魁格在他们报名参加裴廓德号的工作之前，在大鲸客店里共用的那条毯子。找份工作？没问题。准备面试？尽管来吧。出版这本书，然后通过终身教职评定。太小儿科了，换个有点难度的来吧。

但是，跟一些我和爸爸在一起的难忘插曲相比，和工作有关的一切都是成真的美梦。如果我不需要试着教爸爸如何把胶卷放进他曾经钟爱的相机里，生活会很轻松。如果我不需要向他讲解怎么切甜瓜，那真是太棒了。如果我不需要骗他没有患阿尔茨海默氏病——母亲对我们所有人下了禁言令——以及在他怯生生地问及自己为什么忘这忘那时安慰他说“每个人都会有记性不好的时候”，那简直是天堂。母亲曾严肃地告诫我们：“决不准告诉他，不然他会自寻短见的。”我相信他真的会，因为我也会那么做。为了防止我的至亲可能因多愁善感而下不了决心，认为我如果每周能认出他们一次就应该继续活下去，我曾请求一位朋友向我保证，她会排除万难确保我的愿望得到尊重，无论用什么方式——拔掉我身上的生命维持装置，把我推下悬崖，或是带我去阿姆斯特丹[①]——怎样都行。

① 荷兰是全球首个实行安乐死合法化的国家。

我觉得我的一些难处源于彼此交织、难分难解的真相与谎言，比如要我编造一个不让爸爸拆穿的故事。所以当我一次又一次地探望饱受疾病侵害的爸爸，听他坐在西棕榈滩的唐恩都乐[①]里向身边的我倾诉他对记不得昨天发生的事而感到多么难过时（那时他还能说话），我会安抚他：至少他对那些更为重要的事——那些烙印在他内心深处的往事——的记忆依旧是坚实而牢固的。我把这话告诉他的同时，显然也是在说服我自己。尽管我知道这全都是扯淡。我敢肯定，他其实也是知道的，但他迫切地想要得到安慰，所以用哈克·费恩最喜欢的话来说，他没有因为知道这是连篇的谎话而“露出声色”（let on）。我为我爸爸创造了这个虚构的故事，在某种程度上，他相信了这个故事，而我真正想做的是告诉他真相，这样他就能接受这个事实（如果即便那样他也能记住真相、记住他总说想要做的事情的话）。因此，我对母亲心愿的尊重，完全建立在对父亲心愿的不尊重之上。我发自内心地想要与他谈一谈，想告诉他我有多羞愧难当、万念俱灰，如果他想了结自己的生命，我该如何协助他。然而，我没能与他聊过这些想法。我现在说这番话，是因为即便早已无可改变，我也算是吐露了我真实的心声。这番话以独白的形式呈现，因为它是讲给、写给我逝去的爸爸的。但它同时也是一段对话：既是与布鲁斯的对话——他能为那些不满足于我只提到梅尔维尔的读者用科学的语言描述我父亲的症状，也是与读者的对话——这些“心灵技巧”可以作为送给他们的

① Dunkin' Donuts，美国快餐连锁品牌。

警诫或指导（抑或两者兼有？）。

我还想告诉几个人一些我想说但没能说出口的话。虽然那些话并不像我要对父亲说的话那么急切，但说了应该会比不说要好些。其一是我想求妈妈允许我告诉爸爸他得了什么病。无论是在爸爸刚被确诊那会儿，还是我们可以说那个A开头的词[①]那会儿，事实上这都无关紧要，因为他反正都记不住。我希望能和那些诊断父亲以及救治父亲的医生谈一谈（如果你能把只是没完没了地开处方称为“救治”的话），而不是仅仅坐在医生办公室里小心翼翼地探听着一切，却觉得自己才是身陷于那个“大问题”——如同那场每一位地质学家都会告诉我们“迟早要来临”的大地震——的人。地震发生时，你应该躲起来；我就是这么做的。只不过我躲进的不是桌子底下，而是书本中。我已经稍稍原谅二十五岁时的自己了，那时的我尚少不更事、噤若寒蝉。这世上并不存在一种像安全带一般万全的保险措施，能让我的情感在与爸爸的疾病的迎面撞击中劫后余生。

我以为我没有崩溃——毕竟，我成功获得了博士学位。但我确实崩溃了。撞击虽并不是完全正面的，但也很糟糕，且注定不可避免。它发生在父亲最终与世长辞之际，我也因此几乎活不下去——由于悲伤、愧疚，以及未能说出口的话。多年来，小说对我来说就是这如同安全带一般的保险措施，但它们是虚构的，而如果安全带是虚构的，那它还能被视为真实的吗？我写这本书并非为了让一切从头来过（因为我深知这不可能），而

① 即 Alzheimer’s（阿尔茨海默氏病）。

是通过它，我能有机会去理解我所走的路——我的路，而不是杰克·凯鲁亚克的路。在我的这条路上，虚构与现实难分彼此、交相辉映。

* * *

我觉得我在伯克利期间犹如身处美妙的梦境，只有和爸爸在一起的时候才清醒过来，回归到残酷的现实中（而最终，连这样残酷的现实也不复存在了）。让我举个例子来说明一下：那是在他和妈妈最后几次来加利福尼亚州之时，我和他一起去了伯克利的一家超市。那是我第一次亲眼目睹爸爸认不出妈妈。当我们走向超市的时候，他既惊恐又好奇地问我：屋子里的那个女人是谁？被父亲问及这个问题，让我感觉为了顺利毕业每天要写两页论文的煎熬简直不值一提。那是伯克利的一个美丽春日，我们打算那天晚上在我家做晚饭。他想吃鸡肉沙拉。这看起来是个相当简单明了的提议，直到我们走近超市时，爸爸忽然意识到他想在沙拉里放进某样特定的食材，但他记不得叫什么了。我向来十分擅长文字，自幼就接受我争强好胜的母亲训练我玩拼字游戏的技艺，后来在上大学的时候，我会花好几个小时玩《纽约时报》上的填字游戏（那可是在谷歌出现之前）。因此，我十分自信可以帮助爸爸轻松地找到正确的词。理性又自负的我开始进入解决问题模式。一开始，我以为他想要冰山生菜以外的某种绿叶菜。毕竟我们是在伯克利，爸爸被美食街里琳琅满目的农产品和品类繁多的奶酪的魅力所折服。是芝麻菜吗？不是。是苋菜吗？不是。他明确表示，他想要的不是绿叶菜，而是放进沙拉里的某种东西。山羊奶酪？错。西红柿？错。鹰嘴豆？错。豆芽？错。

当我意识到没有达到目标时，我自己也开始有点烦躁不安了。爸爸加紧了脚步，似乎脚下的速度能带动头脑的速度，让他更快地找到那个词，又似乎那个词正在从他身边溜走，只有走快点才能抓住它。我提议，等我们进了超市或许就可以弄清楚他想要什么了。我们可以一边浏览货架，一边运用索绪尔的符号法。在说不出能指的情况下直接找到那个看得见的指涉物（此时爸爸的脑中还是存在着所指的）。这让他（和我）都平静了一会儿，然后我们进入超市。出于某种原因，我坚信他想要鹰嘴豆，只不过他没能把这个词和这样东西联系起来而已。于是，我装作无意地带他逛到了豆类区。事实证明，这是一招臭棋。他十分生气，不仅因为他不想要鹰嘴豆，还因为他意识到我表现得好像认为他不知道“鹰嘴豆”指的是什么。他确实有理由生气，我也确实有理由把他当孩子看，因为在某种程度上他的确就是个孩子。现在，我把他的愤怒看作一件好事——他因为我把他当孩子看待而生气，说明他还没有病入膏肓到麻木不觉。随着病情的发展，我开始怀念那种愤怒，因为它能让我确信，他的某些心智结构仍然存在。他还是我的父亲，而我还是他的孩子。当愤怒消失时，我们之间的关系也无处可寻了。他随之而去，我亦如是。

我们重整旗鼓，向新鲜蔬果区走去。他告诉我他要的不是那样的东西，而是无须冷藏的东西。那他妈的到底是什么？酸豆？我不认为他喜欢过酸豆，但过去的事已经无关紧要了，因为我刚才还以为他不会认不出那个跟他结婚三十多年的女人呢。在某种程度上，爸爸的绝望转变成了我的绝望。我找不到那个词、那样东西——谁管它到底是个啥？反正索绪尔没有帮上忙。我们也不再按照我最初制定的另一个策略那样经过琳琅满目的货架（闲逛一圈或许他就能发现他正好想要的那样东西），也不再思考我们在晚餐时可能需要其他什么东西。一切都是为了找到我们寻寻觅觅的那样不知道是什么的玩意儿，我们的那头白鲸。谁知道那会是油炸面包丁呢？我们两个开始在货架上疯狂地搜寻。带着恐惧和希望，我在一旁观察着爸爸翻找架子上各种各样的罐装与盒装商品，他的表情时而充满希望，时而失落悲伤，随着一次又一次迅速确定手里拿的商品并非那件他叫不出名字的东西而循环往复。我觉得如果我接着猜下去情况可能会更糟，所以我闭上了嘴，只是陪着他走过超市这段令人心碎的路程。最终，我们找到了油炸面包丁。他的脸上露出了喜色。他变得无比快乐，我自己也高兴得都快哭了。一切终于结束了。我感觉全身上下都得到了解脱。我们在沙拉用品这片汪洋中的苦苦搜寻终于结束了。我们终于可以回家做那该死的沙拉，然后把它嚼烂吞掉。

谁知爸爸又决定要租一部电影回去看。我就开门见山地告诉你他想要的是《春天不是读书天》。但爸爸并没有那么告诉我，他记不起电影的名字了。所以我们又重新开始大肆搜寻了一番。

痴呆症肆虐之处

油炸面包丁是一种方形的油炸面包小块，可以放在汤或沙拉中。油炸面包丁起源于19世纪的法国，那时一种丰富而复杂的饮食文化正在那儿悄然兴起，人们正在创造一种全新的烹调和饮食方式。对油炸面包丁的喜好是后天养成的，小孩子大多不爱吃，但在刚成年的时候，我们中的许多人开始享受品尝柔软又有嚼劲的蔬菜沙拉，再配上些点缀着结实松脆的油炸面包丁的调料。油炸面包丁的英语“crouton”一词的实际来源是拉丁语*crout*，指的是面包皮（crust）。就像英语中经常出现的情况一样，仅仅遵循语音规则并不能帮助我们正确拼写“crouton”。相反，我们会将单词的拼写（字母的书写顺序）与其含义联系起来，这反而能让我们记住正确的发音。我们大多数人很少吃、说或写“crouton”这个词。这是一个大多数人使用频率都比较低的词。当然，除非我们是厨师，每天都要把油炸面包丁放在沙拉里，或者是油炸面包丁的狂热爱好者，每天都用它拌沙拉吃。

通常情况下，我们常用的词，如“母亲”“父亲”“衬衫”“杯子”“桌子”“房子”等，都比“油炸面包丁”更容易说出口。因此，杰瑞·温斯坦在与女儿交谈时，很难说出“油炸面包丁”也就不足为奇了。这是他命名物品能力丧失（即失命名症[1])的一种表现。当杰瑞竭尽全力地想要回忆起“油炸面包丁”的时候，辛迪第一次意识到他有认知问题。失命名症是杰瑞的阿尔茨海默氏病最早期的表现之一。不久之后，辛迪还意识到了其他麻烦征兆的存在。杰瑞向来就不怎么喜欢读书，但现在他连单词都会拼错了，字也写得歪歪扭扭。辛迪是一个如饥似渴的读者、作家和逐渐崭露头角的文学评论家，当她看到自己的父亲在命名、拼写或书写时苦苦挣扎，她是多么焦躁不安。随着她父亲一连串的功能缺失接踵而至，辛迪和许多人一样，眼看着自己心爱的至亲坠入那道名叫阿尔茨海默氏病的痴呆症深渊。

值得注意的是，他最初的症状出现在语言领域。以失命名症作为首发症状的阿尔茨海默氏病语言障碍被称为“少词型失语”(logopenic aphasia)，或“少词变异型原发性进行性失语”[2]。我们可以把 logopenic aphasia 这个拉丁语源的短语粗略地理解为缺乏词汇。2004 年，我在加州大学旧金山分校的同事玛丽露·戈尔诺·坦皮尼 (Marilu Gorno Tempini) 首次描述了少词型失语，其特征包括失命名症 (命名能力缺失)、失读症 (阅读能力缺失) 以及失写症 (书写能力缺失)。科学家们才刚刚开始了解这些功能缺失症，这些发现对了解我们的大脑如何工作，以及这些缺失症如何影响着我们，使我们更易遭受某些

---

① Anomia，记忆物品名称能力丧失或受损的病症。

② Logopenic variant of primary progressive aphasia (lvPPA)，影响颞叶并导致找词困难的一种进展性的神经退行性疾病。

疾病的侵害，都具有未曾设想的重大意义。

三种从语言相关脑区开始侵犯的痴呆症变异型

痴呆症以我们的哪个脑区作为起点开始肆虐，决定了我们表现出怎样的症状和功能缺失。除了阿尔茨海默氏病少词变异型，还有另外两种痴呆症亚型从语言功能区开始侵犯，并在临床上以语言障碍为首发表现形式——非流利变异型原发性进行性失语[①]以及语义变异型原发性进行性失语[②]。与少词变异型一样，这些痴呆症亚型从左侧大脑半球开始侵犯，并以语言障碍为首发症状。研究这些被称为原发性进行性失语的独特变异型，使语言学家、神经科学家和临床医生了解到大脑如何组织语言，以及大脑哪些区域更易遭受哪些亚型痴呆症的侵害。

首先，让我来解释一下这几种进行性失语分别让我们了解到了哪些关于语言的知识。与语义变异型相比，非流利变异型没有那么神秘莫测，因为非流利变异型累及的脑区——左侧额盖区——是脑卒中的常见侵犯部位。1863 年，保罗 · 布洛卡（Paul Broca）描述了一种因该区域受到脑卒中损伤而导致的失语症，从那以来科学界对其（现称“布洛卡失语”）进行研究已有一百五十年时间。非流利变异型原发性进行性失语的临床特征与脑卒中引起的布洛卡失语在很大程度上难以区分。布洛卡

---

① Nonfluent variant primary progressive aphasia（nfvPPA），影响额叶并导致发音困难的一种进展性的神经退行性疾病。

② Semantic variant primary progressive aphasia（svPPA），影响颞叶并导致词义理解困难、找词困难或给人与物命名困难的一种进展性的神经退行性疾病。

区——左侧额盖区——是负责组织语言并使之流利表达的脑区，因此非流利变异型的患者所说的语句中单词数量减少、词组长度缩短、吐词时的伴随动作增多（比如会出现口水喷溅以及额外的手势），同时患者难以听懂和表述正确的语法。但除此之外，他们的理解能力并没有受到明显的损害。他们在表达时还会出现形态学（如动词时态）和句法学（如词序）方面的错误，即形态句法错误。一个典型的例子是，当患者试图说出“我去了商店”（I went to the store）时，他会挣扎三十秒时间，语无伦次地说道：“我商店去的”（I store goed）。

原发性进行性失语三种变异型之间的主要区别

	语义变异型 原发性进行性失语	非流利变异型 原发性进行性失语	少词变异型 原发性进行性失语
临床诊断	• 命名障碍 • 单词含义障碍：“鸟？什么是鸟？” • 表层失读症或失写症：“Yacht” 拼写为 “Yot” • 说话能力保留（语法正常）	• 少言寡语 • 语法错误：“我那里去的。”（I there goed.） • 表达费力、说话停顿、手势与手部运动增多 • 单词理解能力保留 • 理解力正常	• 自发言语中夹杂找词停顿：“我在找我的……我的……嗯……钥匙。” • 句子和短语的重复能力受损 • 单词理解力保留 • 无运动性语言障碍（无扭曲） • 无明显语法错误

续表

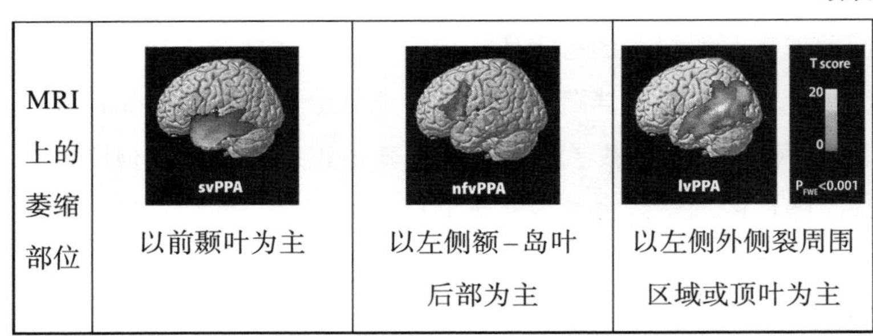

MRI上的萎缩部位	svPPA 以前颞叶为主	nfvPPA 以左侧额–岛叶后部为主	lvPPA　T score 20 0 P_{FWE}<0.001 以左侧外侧裂周围区域或顶叶为主

图片来源：Zachary A. Miller, Maria Luisa Mandelli, Katherine P. Rankin, et al., "Handedness and Language Learning Disability Differentially Distribute in Progressive Aphasia Variants," *Brain*. 2013; 136/ 11, 3461–73，由牛津大学出版社授权

相比之下，阿诺德·匹克（Arnold Pick）于1892年描述的语义变异型原发性进行性失语的最初病例则独特而新奇，但在1990年代马塞尔·梅苏拉姆（Marsel Mesulam）重新发现原发性进行性失语之前，它一直为人们所忽视。有别于非流利变异型，当语义变异型开始为医学、语言学及神经科学界所知晓时，其症状让科学家感到新奇，因为它从未在脑卒中疾病里出现过。与分别累及颞顶叶后部区域和额盖区（均常受脑卒中疾病侵犯）的少词变异型和非流利变异型不同，语义变异型的症状是由前颞叶的功能障碍引起的，而该脑区很少受到脑卒中的影响。

通过对这种疾病的研究，人们发现了前颞叶在语言中重要而独特的作用。语义变异型患者忘记了词语，同时也忘记了词语的含义。杰瑞的确很难把“油炸面包丁”这个词从他的左侧颞顶叶后部区域中刨出来，然而一旦说出口，他就能完美地理解它的含义；与此不同的是，语义变异型患者则会忘记与“油炸面包丁”等词相关的丰富内容和意义。如果杰瑞患有语义变异型失语，那么当辛迪将“油炸面包丁”这个词说给他听时，杰瑞很可能会反问：“油炸面包丁？油炸面包丁是什么？”所以，他们不是仅仅在命名方面存在缺陷，而是被语义变异型剥夺去了他们对世间万物构造和意义的理解。我们大家都知道狗长什么样子，然而当我们让一个语义变异型患者去画狗的时候，他/她会画出多种动物的特征，因为他/她对狗的概念变得模糊了。最终，患有语义变异型的人会忘却关于所有事物的知识，生活在一个失去语义概念的世界里。

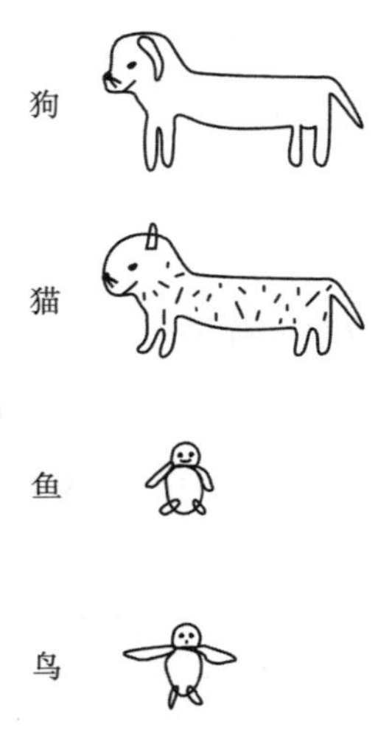

语义细节丢失的个例。所有的动物粗看起来都很相似，而且只具备各自种属的基本特征（如果真有的话）。以上图画为从大量病例中归纳而得的典型个例

卡洛琳·普里奥洛绘制

语言的神奇之处

少词变异型几乎总是转归成阿尔茨海默氏病，而非流利变异型则会转归为与 tau 蛋白聚集相关的额颞叶痴呆。语义变异型也与额颞叶痴呆有关，但导致这种类型语言障碍的分子是 TDP-43，而不是 tau。因此，我们见识到了三种不同的语言障碍类型，各自表现出不同形式的语言能力缺失，它们影响了左侧大脑半球皮质的三个不同区域，并且分别由不同的分子致病。这就是神经病学家所说的“神经元特异性”（neuronal specificity）的神奇之处：每种疾病都可溯源至于一个特定的脑区，而每一个脑区都选择性地易受特定分子的侵犯。这个非凡而神秘的故事始终让我们这些研究局灶性神经退行性疾病的学者着迷。

没有任何其他脑区能获得如语言功能区这般多的重视。语言是独为人脑所特有的功能，我们自幼学习说话、阅读和写作，并会将这些技能带入坟墓，除非像辛迪的父亲那样遭受神经退行性疾病、脑卒中或其他灾难性脑损伤的侵害。右利手者的左侧大脑半球高度擅长语言——书写、阅读和会话，这一分工模式在孕晚期塑就，此时胎儿的神经元正在迁移、分裂，大脑仍在形成过程中。相反，右脑专门负责视觉任务——如绘画、木工手艺或机修技能，以及社交技能和行为。大多数左利手者的左脑也专门负责语言，但他们中也有大约 40% 的人语言技能主要集中在右脑。对我们大多数人（即几乎所有右利手者以及大约 60% 的左利手者）而言，左脑在我们出生时就已准备好说话了。然而，如果我们的婴幼儿时期是在孤立环境中成长、从未接触过语言，即使后期再如何全面辅导，我们的语言理解和表达能力也将终生受损。生命的最初几年是学习语言的关键时期，如果我们与生俱来的神经回路没有受到足够的刺激，它们就无法正常运作。加州大学洛杉矶分校杰出的语言学家苏珊·柯蒂斯（Susan Curtis）注意到，如果孩子在没有语言的环境中成长超过一定年限，那么即使他们重新融入社会，他们的语言能力也会永久地受到极大损害。左脑在出生时就能命名、阅读和书写。然而，只有在合适的环境中，这些天生的能力才可以得到发展，我们才能充分利用这种独特的人类天赋。

在发达繁荣的社会里，我们大多数人在五六岁时就开始阅读，到十几岁时就已经是熟练的读者了。我们所拥有的这些是多么非凡的天赋和优势啊。通过阅读、写作和学习新词打开的这个深奥而丰富的世界，成就了我们人性中众多的独特才能。最接近人类的近亲黑猩猩在演化过程中与我们人类分道扬镳距今已有七百多万年，它们只有极少的口头语言，没有书面语言。五千年前才出现的书面语言，让我们能够读懂他人的所思所见，了解新的神秘文字与世界，并反思自己是谁。阅读紧密联系着写作与命名，彼此相长。所有这些功能都集中于左侧颞顶叶后部脑回路。

在我刚开始阅读的年纪，我的外祖父赫曼——一位亲英的知识分子——向我介绍了《汤姆求学记》这本托马斯·休斯[①]写

① Thomas Hughes（1822—1896），英国政治家、作家。

的关于英格兰一所私立学校的书。这本书出版于 1872 年，以 19 世纪维多利亚时代英格兰的生活和奇遇为背景，着重描写了当时在一所私立男校里所接触到的霸凌、勇气、荣耀、公平等主流原则。书中的世界在很大程度上已经消失了，但却深深吸引了当时生活在美国中西部郊区一个完全不同的世界里还是小男孩的我。一开始，外公会在晚上把书念给我听，但很快我就学会了独立阅读。我十分珍惜外公赫曼送给我的这第一本书，反复读了很多遍。每当我读完以后渐渐进入梦乡之时，我总想象着自己生活在这个古老的世界里，将自己的经历与这个我不曾真正了解过的世界融合在一起。《汤姆求学记》在我的意识中留下了不可磨灭的印记，它创造了一个与我自己在威斯康星州麦迪逊市时经历一样真实，甚至更真实的世界。我成了一个爱书之人，至初中毕业时，我已经读过亨利·菲尔丁的《汤姆·琼斯》、威廉·戈尔丁的《蝇王》和马克·吐温的《哈克贝利·费恩历险记》。这些书加深了我从《汤姆求学记》那里学到的信念，并带给了我新的收获。我的家庭中鲜有人信仰宗教，但在高中时我所阅读的索尔·贝娄、菲利普·罗斯和伯纳德·马拉默德的书让我接触到了第二次世界大战后城市犹太人的观念，这使我为之着迷。大学时代我读了几本颇具挑战性的小说，比如詹姆斯·乔伊斯的《尤利西斯》、理查德·法里纳[①]的《心生叛逆》（*Been Down So Long It Looks Like Up to Me*）和托马斯·品钦的《万有引力之虹》。事实上，最初激发我产生科学兴趣的正是

---

① Richard Fariña（1937—1966），美国民谣歌手、词曲作者。

《万有引力之虹》。

阅读让我在生活中受益匪浅，丰富并改变了我的思维，让我严谨对待英语这门语言。当我决定在本科毕业后学医时，我已经学到了新的认识论和大约一万个新单词。神经病学培训又为我增添了许多崭新的思想和单词。

阅读不仅能让我们积累词汇、事实和理论，还通过创造用以产生语言的新突触（一个神经元与另一个神经元之间的连接）和脑回路来拓展我们的意识。阅读极大地促进了我们的世界观的形成，让我们得以胜任更多工作，迈向新的方向，过上丰富多彩的生活。

但那些从没能有机会阅读的人情况如何呢？人们普遍认为，受过教育意味着拥有更多的机会，被剥夺了这种机会的人就无法从事脑力劳动工作，因而被迫从事枯燥无味而又可能危害健康的低薪体力劳动工作。不阅读的人赚的钱要少得多，与此同时，监狱里有 40% 的人有阅读障碍。缺乏阅读是罹患阿尔茨海默氏病的一个危险因素。巴西贝洛奥里藏特的神经病学家埃丽莎·雷森德（Elisa Resende）已经表明，当地受教育不足四年者脑内海马体的体积更小。海马体是颞叶中的一个结构，它是阿尔茨海默氏病经常开始侵犯的部位，也是产生记忆的场所。她的研究表明，拥有较小的记忆系统（可以理解为记忆系统因受教育程度低以及无法阅读而变得迟钝）是使不阅读者更易患阿尔茨海默氏病的一个危险因素。

杰瑞·温斯坦不喜欢阅读，尽管他在数学以及其他学习方面一直很优秀。阿尔茨海默氏病首先侵犯了他大脑中与阅读相关的区域，因此他无法从脑中刨出“油炸面包丁”这个词。在杰瑞上小学的年代，很少有人被诊断为阅读障碍，但我们不得不怀疑，他对阅读不感兴趣（或者甚至可能已经到了阅读障碍的程度）可能和他罹患阿尔茨海默氏病有密切关系。

虽然阅读障碍或者缺乏阅读本身并不意味着必然罹患阿尔茨海默氏病，但加州大学旧金山分校的神经病学家玛丽露·戈尔诺·坦皮尼和扎克·米勒（Zac Miller）已经表明，当像杰瑞这样不喜爱阅读的人患上阿尔茨海默氏病时，他们更有可能在记忆问题出现之前就表现出命名、阅读和拼写等方面的早期症状。即使一个人其他学习能力正常并且从事高难度的工作，阅读障碍也容易使他患上那种首先侵犯左侧大脑半球中阅读和命名相关脑区的阿尔茨海默氏病。在这种情况下，记忆场所海马体较晚才会受到影响。

扎克·米勒的研究还表明，其他类型的学习障碍也会影响阿尔茨海默氏病的发病部位。早年的数学计算能力和空间定向能力障碍与另一种疾病有关，其最初症状是出现对事物的目视判断出现障碍。患者看不见他们眼前的物体。虽然他们的眼睛功能完好，但是从眼睛到大脑的信号传递出现了异常，最后这些病人终究还是会失明。这一类型的阿尔茨海默氏病被称为“后皮质萎缩”，它首先侵犯大脑皮质的后部，即顶叶皮质与颞叶皮质的后部，甚至枕叶皮质。而且，就像少词型失语一样，情景记忆和工作记忆的能力最初都还完好。此外，许多后皮质萎缩患者早年会表现出学习障碍。

科学家们相信，如果我们有更好的治疗方案来治疗儿童时期出现的学习障碍，就能延缓这些易感个体罹患阿尔茨海默氏病长达数年之久。我们已经知道，早期干预能够极大地纠正学习障碍。一个社会如何对待它学习方面最弱势的群体，会影响到他们晚年的健康状况。对人的尊重不仅是人道的，也是划算的。对年轻人进行早期干预教育的成本远远低于治疗老年人痴呆症的成本。

最后，正如辛迪所注意到的，随着病情的发展，杰瑞除了语言障碍，还出现了很多其他症状，她在想：父亲除了无法用语言来描述这种爱，并且失去了他们共同经历的记忆，他是否真的还爱着她。她意识到，父亲的爱对她来说重要到足以证明自己存在的意义。她问道："如果有人记得爱过你，这是否等同于他们仍然爱着你？"她还说，"我说他爱我，但我真正的意思是：我认为在某种程度上，他记得我是他曾经爱过的人。即便他已记不清我到底是谁，他仍然知道我曾经对他很重要"。

辛迪的评论十分深刻，事实上许多照护者也在思考类似的问题，有时是以一种几近痛苦的方式。读者可能会问的另一个问题是："辛迪在她父亲患阿尔茨海默氏病之前对他的爱是否有助于他应对阿尔茨海默氏病？"当然，对此没有绝对的答案，但是如果读者知道我有我自己既基于解剖学与现象学，又深深扎根于行为神经病学原理的观点也不会感到惊讶。

根据经验，杰瑞显然深爱着辛迪。她从他的脸上、从他的肢体语言里、从他与她相处时显而易见的自如神情中，都能感受得到。这种情况在阿尔茨海默氏病中是十分典型的。在阿尔茨海默氏病的早期阶段，人们通常仍然保持着温和、关爱与共情，那是因为与共情相关的脑回路尚未遭受侵犯。但在额颞叶痴呆中却并非如此，许多患者会变得缺乏爱心和同理心，而那是因为相关脑回路首先遭受了侵犯。

虽然神经科学家还无法告诉我们爱的解剖学基础是什么，但很明显，大脑中存在一些对爱与共情的表达和体验至关重要的独特回路。我们面部和身体的外在表现与我们心里的内在感受密切相关。情感科学家发现，主动微笑的确会让我们感觉更好，而皱眉会增加悲伤和愤怒（*你妈妈的话是对的*）。如果杰瑞看起来很爱辛迪、想和辛迪在一起，即使他缺乏记忆和语言，我也认为我们不应该忽视我们所看到的。此外，爱意的萌生并非必然同语言或记忆的产生相关联，皮质下回路和右侧大脑半球回路似乎在此过程中更为重要。事实上，左侧大脑半球皮质回路的停摆甚至可能有增强与父亲对女儿的爱有关的深层回路的功能。

所以杰瑞的情感表现是否告诉我们他还爱着辛迪？我想是的。我相信，尽管杰瑞的认知能力受损了，他对辛迪的爱依然存在。杰瑞人性的这一部分并没有受到这种可怕疾病的影响。我也相信，辛迪对父亲的爱在某种程度上刺激了杰瑞的神经回路，维持了他的情绪健康。她的爱是持久的、有意义的，是我们在朋友和亲人得病时给予他们照料的榜样。

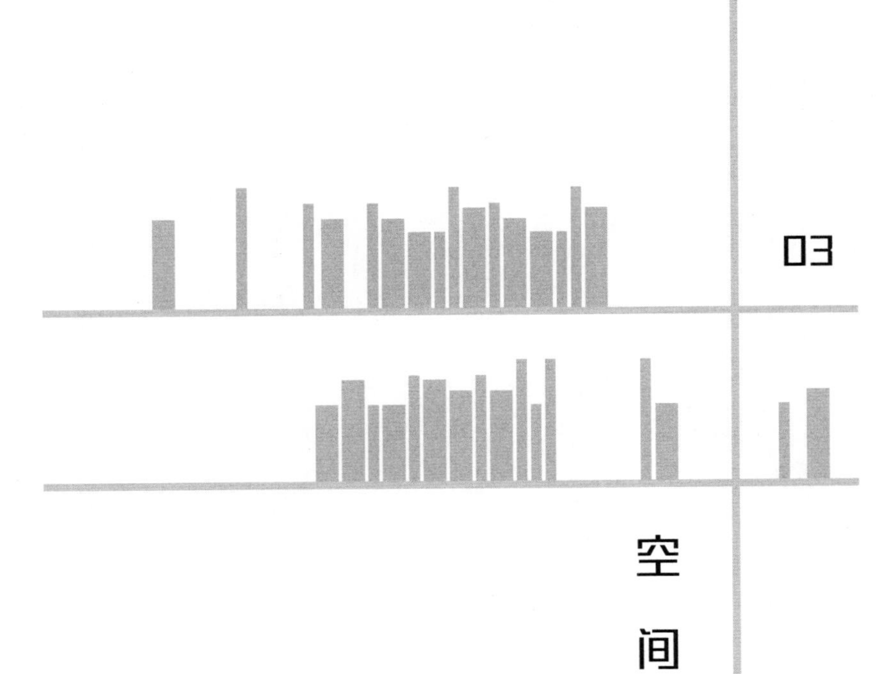

03

空间

迷失空间

当我在 1982 年 8 月抵达伯克利时，我找到了家的感觉。这种怡然自得的感受使我无比镇定。呼吸也变得更顺畅了。这儿的咖啡更浓，天空更蓝，图书馆也更好。我终于做成了从 1977 年夏天以来就一直想做的事，那会儿还在安多弗菲利普斯学院上学的我在六周内读了十二本书。从 1982 年到 1985 年，我度过了人生中最幸福的三年。我不停地阅读并谈论书籍。我喜欢与那些和我一样关心小说、叙述者以及弗拉基米尔·纳博科夫的人在一起。

但我的父母——尤其是父亲——过得并没有那么幸福。我妈妈那时正忙于安顿佛罗里达的新家，而爸爸正在着手卖掉他和伯尼舅舅共同经营了三十多年的公司。新泽西州维罗纳的那栋我住了一辈子的房子已经被卖掉了，而当爸爸和伯尼正忙着处理为他们在经济上带来成功与幸福的阿派克斯电器用品公司那会儿，爸爸时不时借宿在朋友的花园公寓里。那个地方堆满了别人的衣服和家具，当我和吉姆在研究生第一年去看望爸爸时发现，那儿几乎没有活动的空间。我记得最清楚的是那些包着塑料薄膜、吱吱作响的笨重椅子，以及目睹着爸爸住在旧公寓——那种真正的老人待的、四周都是别人的杂物的房子——里面时的那种悲伤。我得告诉你，我在维罗纳长大的那栋房子决不会出现在《建筑文摘》上，但与爸爸的新窝相比，它简直就是天堂。具有讽刺意味的是，那个枉称“花园公寓”的环境中，似乎连氧气都是不足的。1950 年代的暖气设备似乎有着自己的生命，温度基本维持在沉闷的 27 摄氏度上下。

爸爸似乎不太高兴，尽管他没怎么说他有多不高兴。吉姆记得我告诉过他，那次探访时爸爸表现得不太寻常，尽管我记不清究竟哪里不对劲。我隐约记得那似乎与爸爸的情绪有关，我当时可能把那归因于他生活中发生的所有重大变故，以及他待的那个“狗窝”。布鲁斯认为情绪的变化不是对疾病的反应，而是疾病本身。换句话说，抑郁不是针对痴呆症的情绪反应，而是其内在组成部分之一。

爸爸假装对花园公寓很满意，并安然住进了这个与他成年后大部分时间的居所迥然不同的空间。毕竟，这只是暂时的。我只能想象，在同时卖掉房子和产业的双重打击下，他的心情一定不会轻松。他即将从投入了全部心血的阿派克斯电器用品公司卸任，为了给我、妈妈、姐姐和哥哥提供我们想要的一切——尤其是无尽的爱。他曾把全部心血都倾注给了事业，现在又将全部的爱奉献给了我们。姐姐琳达去了普林斯顿大学（天哪，他们为她倍感骄傲——她是第一批被招录的女生之一），然后去了乔治·华盛顿法学院；哥哥莱尔去了卫斯理大学，然后去了科罗拉多大学博尔德分校法学院，他自豪地自付了大部分学费，但他依然知道，如果他需要的话，他总能得到经济上的支持；然后是我，在布兰代斯读本科，在伯克利读研究生。

最重要的是，本章将描述这样一个令人悲伤的悖论：正当我在伯克利找到了自己的奋斗方向时，爸爸却迷失了他自己的方向。他早晚会彻底迷路。而当这一刻真的来临之时，我也迷失了方向。何处才是家呢？我不想离开伯克利，但留在那里让我问心有愧，而且这种愧疚已然持续良久。

自从我离开南加州来学习神经病学已有一年时间，现在我是在伯克利写下的这些关于伯克利的事情，说实话，旧地重游是为了重温我多年前选择留在此处时的决心。我的心理医生鼓励我原谅自己在二十几岁时所做的决定。这没那么容易。她建议我从心理上重新定位自己，尝试用不那么苛刻的遗憾之情来代替愧疚。你可以想象桌子上摆着放盐和胡椒粉用的调味瓶，只不过瓶子上贴的标签不是“S”[①]和“P”[②]，而是“G”和“R”。一个代表“愧疚”（guilt），一个代表“遗憾”（regret）。我自始至终都在不断地蓄满那个“愧疚”的瓶子，不知何时得以停歇，但却从未触碰过那个“遗憾”的瓶子。总之，她觉得我的“心灵调料架”需要调整一下。我想，这是理解这本书的一种

① 代表盐（salt）。

② 代表胡椒粉（pepper）。

方式。

在这一章中，我想描述一下我爸爸迷失方向时的样子。有两段非常具体的记忆烙印在我的脑海里：第一段发生在拉斯维加斯边境酒店的一家休闲餐厅里；第二段发生在佛罗里达州沃斯湖的波因西亚纳高尔夫球场里。回想起我对父亲空间定向障碍的反应，我不禁好奇自己当时在想些什么。嗯，好吧，我知道我在想什么。我把自己深深地锁在我那书香扑鼻的黄金屋里（这样我便自以为是安全的），试图以此抗拒他的空间定向障碍给我带来的绝望。可笑的是，感受这份痛苦反倒应该是更明智的做法。然后我还要试着提醒自己：或许那已经是我当时所能做的最好程度了。

在去拉斯维加斯之前，我得说我父亲的方向感的确非常好。我记得在他四十多岁的时候，每周他都会开着他那辆小小的黄色五速手动挡掀背式达特桑送我去上钢琴课。小车稳稳地贴着路面；爸爸紧紧地贴着我的心窝。那辆车每升油能跑十几公里，因为我爸爸听从吉米·卡特说要节约能源。多年以后，我那喜欢开车的父亲再也不能开车了，不但因为他已经不知道怎么开了，而且如果我们让他开车，他很可能会撞死人。如果你不认识交通标志上的“停”字，你就不应该驾车准备“走”。我们告诉他车坏了，修不好了。他真的相信了。车子的里程表暗示着，原本近在咫尺的跑腿最终却成了远在天边的奔波，原本去邻居家的拜会最终却成了去陌生人家的征程。但即便不开车，他仍会在步行的范围内迷路。他的最后一辆车留给了我。我曾坚信，当里程表读数达到 90000 时，父亲就会死去。这似乎会是个不错的结局，像个小说里会有的结局。遗憾的是，爸爸比那辆车活得久。

* * *

关于拉斯维加斯的记忆是这样的。这么多年过去了，我对这段回忆仍然记忆犹新。我的母亲、父亲（五十八岁）和我一起坐在餐厅的一个卡座里吃早餐。我坐在他们对面。那是在大多数赌场里都有的那种咖啡店似的餐厅。有趣的是，我们当时住在边境酒店。我之所以说有趣，是因为我的口试书目上有一项是弗雷德里克·杰克逊·特纳 1893 年所著的《边疆在美国历史上的重要性》（*The Significance of the Frontier in American History*），这是一部具有历史意义的著作，后面我会解释它对本章的重要性。这家餐厅出奇地安静，而拉斯维加斯的其他一切都喧嚣嘈杂——除了隐藏在赌场深处的那些诡异的百家乐房间，那里默默散发着属于顶级富豪的静谧，对他们来说，一次或输或赢个区区几百万美元根本无足轻重。在赌场的主要区域转悠时，你会听到老虎机发出的刺耳声响，以及赌徒们的狂烈欢呼或深深叹息。震耳欲聋的音乐吵得你听不见身边的人在说什么。我记得和爸爸一起穿过赌场，听到了我们都很喜欢的《纽约、纽约》，但弗兰克·辛纳特拉那大得出奇的声音却显得咄咄逼人，令人无法欣赏。回想起来，这整段经历简直就是声波攻击，我不禁思忖，我印象中的那份悄无声息莫非是想象出来的，因为当我将要描述的事情发生时，时间停止了，声音也停止了。

父亲的煎饼送来了，摆在他面前的还有装枫糖浆的小杯子——就是以前在豪生饭店里看到的，你会在等煎饼或华夫饼送来前玩叠罗汉的那种小杯子（又或者说小盒子，总之就是那个容器）。我试着描述的这玩意儿虚假而不自然得同里面的糖浆如出一辙，它甚至连个名字都没有，你需要借助一大堆单词才能勉强形容它。不管怎样，在爸爸疾病的目前阶段，我们仍然可以假装他能够自食其力，因为有时他的确可以。有时他的确知道该怎么穿衣服，虽然得把他的衣物一件件摆在床上，但至

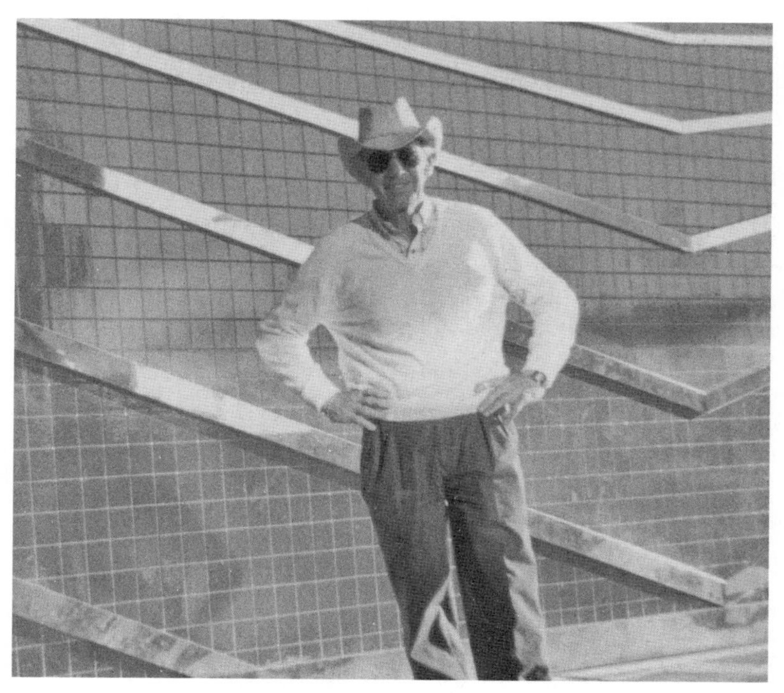

杰瑞在拉斯维加斯，1986 年

少这样他就不会试着穿上两条裤子。有时他的确可以用叉子把食物送到嘴里，这样我们就不需要假装把所有食物都当成手指食物。但谁也不知道接下来会发生什么。谁也不知道他会在什么时候忘了如何做什么事（也不知道什么时候他又想起来了，然后过不了多久就再也想不起来了）。

言归正传，这个感恩节假期的转折点并非他不再知道如何把胶卷放进照相机，也不是他走路费劲、步履蹒跚。这些都不是。枫糖浆事件才是。女服务员端来了我们的食物，我和妈妈开始吃起了早餐，直至我们注意到爸爸没怎么动过他的煎饼。我问爸爸要不要给煎饼淋上枫糖浆，他说要，于是我把小盒子指给他看。我之所以这么做是考虑到：也许这一项，或者说这一连串任务是他仍能胜任的，所以与其替他拿起小盒子、把它打开并将枫糖浆倒在煎饼上，不如让他自己来做，从而享受自食其力所带给他的成就感。他点了点头，拿起小盒子，似乎明白了我的意思，我也赞许地点了点头。天知道我妈妈经历过多少次这样的事。她正试着安静地享用她的餐点。再说，这对她来说本应是一个“假期”，若有什么事情发生，也有我在此替她分担那些糟心的事情。

但我做不到。爸爸用手拿着枫糖浆盒，做了一个正确的动作：把枫糖浆倒出在煎饼上。他耐心地等待着糖浆流淌出来，就像黏稠的番茄酱需要花点时间才能沾到薯条上一样。他摇了摇包装，可能在想：它是不是哪儿黏住了所以才没有流出来（当然这仅仅是我的猜测）。但它出不来其实是因为他没有打开包装！他举着那小盒子，静待着糖浆流下来滴在薄煎饼上，但糖浆被锁在那个愚蠢的塑料玩意儿里了。这就像一出马塞尔·马索的默剧。一切都静默着，留他一人在表演往煎饼上浇枫糖浆的小品。当然，他并没有在表演；又或者，他的确是在表演。他一直在表演着知道该对那盒糖浆做什么，直到他再也演不下去了。从盒子里流出的不是糖浆，而是他不知道自己在做什么的事实。换句话说，流淌出来的是“空”，是那“凝固的虚无”，就如同父亲的心智那般（显然，这是我的另一种猜测）。

就像哈克·费恩逃离道格拉斯寡妇的宗教和纪律的束缚一样，我想要逃离这片苦海。逃出边境酒店咖啡店去别的地方，哪怕只是过条马路去凯撒宫酒店，甚至马戏团酒店也能凑合，但我做不到。我欲哭无泪。我父亲似乎没有意识到有什么问题，所以我不愿流出泪来引他担心，母亲也不忍心看我忍受内心的煎熬。但我既不能去往他方，也不能留在此处。于是，我做了任何一个有自尊心的学者都会做的事：用遁藏在厚厚书页里的方式来逃避现实。我意识到，这一时刻具有超现实主义绘画的特质：它既源于现实，又超脱于现实。意识到这一点使我大受震撼，直至现在。这种洞察力也极富战略意义：它能让我既身处原地，又心在远方——这是对阅读的一种极好写照。于是，你既在那里，又不在那里。这是当我得知父亲患有阿尔茨海默氏病之后始终所处的状态。我身处伯克利，但我的心却不在。读《红字》的时候，我想着的就是爸爸。

透过那个未启封的塑料小盒子，以及包裹在其内的那坨被某家公司称为“枫糖浆”的塑料般的物质，当我直面父亲的疾病的那一刻，我蒙住了我的脸，或者说我蒙住了我的心。这就是阿尔茨海默氏病在边境酒店里的真实样貌，但我把它粉饰成了别的模样，好让它看起来不那么让人难受。正视父亲的疾病就如同在日食期间以肉眼直视太阳，我会当即失明，至少我当时是那么认为的。我当时不曾、不能，且不愿直视它，而是选择从另外一个角度来观察；在当时以及其后许多年，我都耗费着我所有的理性与感性能量来维持这个角度，从而让自己无暇感受其中的痛苦。

我尝试理性分析这一时刻所发生之事。因此，就像勒内·马格里特那幅写着“这不是一支烟斗”的烟斗绘画一样，应该给我父亲的那个画面赋予一个路伊吉·皮兰德娄式的戏剧性标题，比如“六个寻找枫糖浆的煎饼”[①]，或是“裸体早午餐（brunch）”——这是对威廉·巴勒斯[②]的《裸体午餐》的即兴改编。我想说的是，现实中没有任何东西，可以在一个父亲忘记要先打开塑料包装后才能把枫糖浆倒在煎饼上时，给旁边那个目睹这一切的女儿一丁点心理准备。我给我那患阿尔茨海默氏病的爸爸构筑的这幅画面，得配上马格里特式的注释——“这不是阿尔茨海默氏病”。只有艺术才能助我在现实的重创下劫后余生。

我迫切向往的那片边疆是我的想象力之地，或者更确切地说，是作为我研究对象的他人的想象力之地。这让我想起1893

① Luigi Pirandello（1867—1936），意大利小说家、戏剧家，代表剧作有《六个寻找剧作家的角色》等。

② William Burroughs（1914—1997），美国作家。

年在芝加哥召开的美国历史协会会议上，特纳提出的那篇关于边疆的论文。文章的论点聚焦在领土扩张对美国人身份认同建构的重要性，以及美国人舍我其谁的自信：边疆激励着美国人去成就伟大的事业，并为之提供了无限的机遇；此等伟业若使原住民或动物种群遭受大规模屠戮，也是纯属难免，无须为之介怀。特纳担心，开拓整个西部后边境线不复存在，美国人敢作敢为的进取精神将会随之枯竭，而解决该问题的一剂良药便是不断“向西”征服新的土地。向西，夏威夷[①]。再向西，菲律宾[②]。继续向西，伊拉克[③]。

在特纳的论文中，我最喜欢的部分是他对西部边疆如何成为美国人的“安全阀”的描述。这个想法既有创意又完全错误（正因如此我才津津乐道）：当城市中心变得难以忍受地拥挤时，当美国作为一个无阶级社会的神话变得难以维系时（工作伦理有时仅仅意味着提供更多工作岗位，而非创造更美好生活的机会），人们总是可以选择去往西部发展。西部象征着机遇，象征着不断开拓进取的可能性，象征着一片地域——属于某个国家或某个人——正冉冉升起。当然，它自古就存在于那儿，并且

---

① 1789 年起，美国开始通过贸易手段掠夺夏威夷的自然资源；19 世纪后期，美国多次以武力侵犯当时仍独立的夏威夷，最终将之吞并；1959 年，夏威夷成为美国第 50 个州。

② 1898 年，美国为了夺取包括菲律宾在内的多个西班牙殖民地而发动了美西战争；1902 年，战争结束，美国胜利。

③ 1990 年，美国领导的多国部队发动了针对伊拉克的（第一次）海湾战争；1991 年，战争结束，美国胜利。2003 年，美国领导的多国部队发动了针对伊拉克的第二次海湾战争；2010 年，战争结束，美国胜利。

还居住着相当多的美洲原住民，但这与特纳的观点无关。

我去伯克利也是为了这些事情，但我想到的并不是“安全阀”，而是《宋飞正传》中的一集，乔治兴高采烈地宣布他的父母将搬到佛罗里达州，他们之间将出现一个一千九百公里的缓冲带。我的则要大得多。在我开始做我人生中最想做的事情（阅读）时，有一个四千多公里的缓冲带像安全阀一样出现在了我和我的父母之间。直至父亲开始丧失心智，我也开始丧失心智为止。看来，这安全阀也并没有多安全。就像特纳口中的边疆一样，我的边疆也已经被占据了，只不过是被我父亲那逐渐消失的记忆的幽魂占据了。因此，我开辟了另一片边疆，那儿满是书籍，在那里我可以用知识、小说和文字来填补我的大脑，以弥补我爸爸每天正在失去的那些同样的东西。如果爸爸的大脑就像一个什么也留不住的漏斗，或一个不停漏气的轮胎，那么我的大脑则正忙着通过阅读书籍来堵住那些洞（那些洞在哪儿？）。多么愚蠢的想法，不是吗？可当时我却觉得十分合理。这就是一场争分夺秒、避免我俩的心智共同流失殆尽的竞赛。

第二段记忆发生在佛罗里达的一个高尔夫球场（尽管我没有去过那儿）。每当父亲谈起他理想中的退休生活时，他总是把自己的日子想象成一连串无休无止的高尔夫球赛。他瞧不起那些坐高尔夫球车代步的球手。他宁愿步行走过十八个球洞。除了因为他喜欢边走边与搬运球杆的球童聊天（我可怜的哥哥就经常干这份差事），我认为更重要的原因是他希望尽一切努力保持健康，而这恰恰很讽刺。例如，在读到一篇极其可怕的关于给牛犊使用抗生素的文章后，他发誓再也不吃红肉了。数十年来，他每天慢跑五公里，并服用大量维生素。他可真是健康——我指的是他的身体。十多年后，当他的身体步了他那早已破碎不堪的心智之后尘而日渐凋零时，他曾经的努力竟全都化作了一场空。

父亲不工作的时候就会去打高尔夫球：周末时在新泽西，度假时则在拉斯维加斯、佛罗里达。回过头来看，似乎早有征兆（尽管它颇为荒诞）预示着父亲将会因为把自己的假期（更别提整个退休生活）全部安排给了他钟爱的高尔夫球而陷入危机。那是在佐治亚州的哲基尔岛（Jekyll Island），一个在 1970 年代颇受那些轻信诓骗的郊区居民欢迎的旅游“雷区”。顺便一提，哲基尔岛和罗伯特·路易斯·史蒂文森[①]1886 年所著的《杰基尔医生与海德先生奇案》没有任何联系。即便如此，讲述双重人格的故事总能引起我的注意。在史蒂文森的这部经典作品中，杰基尔医生是一位正直而理智的医生，乐于融入社区。海德先生则是一个享乐而嗜虐的人格，喜于给他人带来痛苦。当水火不容的迥异人格不甘各居其所时，世界便会分崩离析。这像极了我的境遇——我指的是架构而并非剧情（在我的诸多缺点中绝无嗜虐这一项）：女儿向左，文学评论家向右。此外，哲基尔岛标榜自己是度假天堂，但事实并非如此。

我记得在那个假期里我没什么可做的，因为雨下得太大了，根本没法在泳池游泳、打网球或玩沙壶球。于是，我读了查尔

① Robert Louis Stevenson（1850—1894），英国小说家。

斯·狄更斯的《远大前程》；母亲告诉我必须先读完这本，然后才能读我真正想读的埃里奇·西格尔[①]的《爱情故事》（*Love Story*）。我挺喜欢狄更斯的，但这个假期（你从一个十岁孩子的角度来感受一下这个假期的糟糕之处）就是应该暂时从皮普的英国冒险之旅中解脱出来，在电视上观看密尔沃基雄鹿队的卢·阿辛多尔（彼时的阿尔辛多还没有改名为卡里姆·阿卜杜尔-贾巴尔，也还没加入洛杉矶湖人队）。我还记得，当时外面似乎有暴风雨在呼啸肆虐，我开车去了一家专为游客服务的餐馆。汽车收音机大声播放着格蕾蒂丝·奈特与种子合唱团乐队[②]的《乔治亚的雨夜》[③]（还是应该叫"开往佐治亚的午夜列车"来着？）。顺便说一下，我毫不怀疑我在这儿把实际上先后发生之事当作同时发生的，因为我实在无法拒绝这样一种关联性："Pip"一会儿出现在狄更斯那儿（皮普），一会儿出现在格蕾蒂丝·奈特那儿（种子），当然还有赫尔曼·梅尔维尔那儿（比普，《白鲸》中那个追逐鲸鱼时跳入大海然后变得疯狂的人物）。

不管怎么说，在那个狂风肆虐的假期里，不仅我爸爸不能在哲基尔岛打高尔夫球，我们一家人几乎都无法呼吸。我们只能闷头睡觉——把我们的脸埋进枕头，以便吸入尽可能少的空气。原来，哲基尔岛也有它的"海德先生"——一种有毒的气

① Erich Segal（1937—2010），美国作家。

② Gladys Knight and the Pips，美国节奏蓝调 / 灵歌合唱团，成立于 1953 年。

③ *Rainy Night in Georgia*，此歌实为美国爵士乐歌手布鲁克·班顿（Brook Benton）所唱。

味。旅游宣传册上不知为何没有提到，我们住的那家酒店坐落在一家化工厂附近，那里弥散着硫磺的气息。打个比方，想象一下将博卡拉顿那家开市客鸡蛋区所有的鸡蛋都煮熟并腌泡在佛罗里达南部极度潮湿的室温环境中，然后这成千上万腐烂的鸡蛋会散发出何等咄咄逼人的恶臭。这幅景象能大致让你了解我们在哲基尔岛度假时那避无可避的熏天臭气，其影响程度有多深、波及范围有多广。

作为本章结尾的第二段记忆发生在毗邻乔治亚州的佛罗里达州沃斯湖（它值得什么？）[①] 内的高尔夫球场。我父母住的退休村的名字叫波因西亚纳，那里有一个高尔夫球场，父亲喜欢在那里和朋友们一起打球，直到他记不起怎么打高尔夫球，也不再有任何朋友为止。不是因为此时他的疾病导致他认不得他们了，而是因为他们无法忍受与他交往。这就是所谓的污名化。人们远远地躲避着得病之人，就好像这种病会传染似的。对这些病人和他们的亲人来说，被污名化是痛苦的。虽然没有疾病本身那么痛苦，但仍然是痛苦的。

在爸爸还能够打球并记得清自己在哪里的时候，他有很多朋友，但那些人在仓皇逃离他之前，对他怪异行为的忍耐都是有限度的。约他打高尔夫球、打牌、共进晚餐的邀请日益减少。母亲想不明白是什么原因。有一天，她天真地问爸爸的一个高尔夫球友，为什么他最近不怎么打球了。他回答说他其实一直在打，然后解释了我父亲被他们抛弃的原因。归根结底：那些男

---

① 沃斯湖，Lake Worth，worth 本意为“值得”。

人再也受不了了。

显然，窘境已经持续了一段时间（母亲没有细说，可能是因为父亲的朋友没有细说，也可能是因为她不想让我难过），而对于那些和我父亲一起打了几十年高尔夫球的男人来说，这是压垮骆驼的最后一根稻草：父亲手握高尔夫球杆，准备全力挥杆开球（swing for the fences），但实际上他是真的朝着栅栏挥杆（swinging for and at the fences）。换句话说，他正朝着完全远离果岭的错误方向击球。其中一人轻轻地把我父亲的身体转正回来，帮助他打完了那一轮，那也是他打的最后一轮高尔夫球。

到此为止，这段记忆就是那样，它以一种我一直无法理解的方式，将善意和残酷结合在一起。也许是因为记忆中的每个人都尽了最大的努力，但这并不能改变可怕的结果。善意是指那位长者轻柔地（我记得这是母亲的原话）把手放在我父亲的腰上（好吧，我承认这点是我的想象），默默地帮他转过身来，让他能够挥杆。这个人只会做这一回好事，之后绝不会再（never more，这与埃德加·爱伦·坡的《乌鸦》中那哀婉凄怆的“永不复焉”［Nevermore］没有关系）把自己掺和进这麻烦的境地。当母亲在电话里告诉我这件事时，我破口大骂，随即在离伯克利校区不远的一个高尔夫球练习场报名参加了一期课程。如今的我比当时稍稍更能理解一点爸爸的高尔夫球友们了。我想他们一定是害怕被爸爸的病给传染了。而且他们是一群出生在二十年代、年逾六旬的男性，实在无法奢望他们去关爱他人。如果他们因为担心爸爸的病会搅扰他们的惬意时光而不愿和他一起打高尔夫球的话，那就由我来收拾这个烂摊子好了——就某种意义而言如此。我会在这个国家的另一头收拾这个烂摊子，同时还教着写作、写着论文。某种意义上，在离我父亲四千多公里远的地方学打高尔夫球，就等同于和我父亲一起打高尔夫球了。

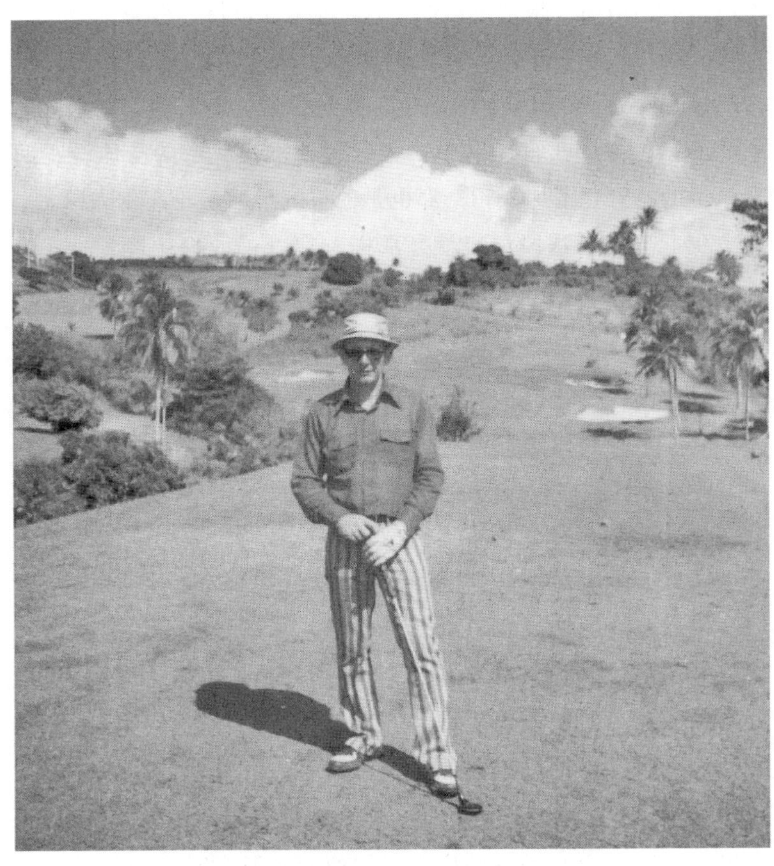

杰瑞在打高尔夫球（年份不详）

现实显然不是重点。十几岁的时候，我曾经试着学过一次打高尔夫球。毕竟，这对我的父亲而言是如此重要，我想如果我能学会，那将能取悦他，我们也会有更多的事情可以一起做。爸爸决定教我打高尔夫球；可他真该先教我开手动挡轿车的，因为不像高尔夫球，我最终学会了开车。言归正传，我俩都对我自己的无能感到沮丧，以至于我俩在高尔夫球场上的相伴而行，逐渐转变成了我把球从果岭的一端击到另一端。爸爸笑盈盈地展示着他那漂亮的挥杆动作，而我这个备受挫败却依然开心的女儿则在一旁欣赏着他。

高尔夫球刻在父亲的 DNA 里。阿尔茨海默氏病可能也是如此。在父亲确诊以后，我们对在爷爷奶奶家的车库中发现的那堆乱七八糟的玩意儿有了不同的理解。当我们整理他们的遗物，想把它们从新泽西搬到佛罗里达时，在一个已经三十年没打开过的手提箱里发现了藏起来的一捆捆现金，还有几瓶多年前买的还没开封的番茄酱。我们曾把这种怪异荒诞的杂乱无章归咎于爷爷对赌博的嗜好，以及他对奶奶知道他这等地下爱好的害怕。所以他把在赛马场赢来的钱藏起来了。番茄酱则是另一回事，但我们不知道该怎么解释它，只能暂且用“怪异”这个词来形容。就像爸爸日益潦草的字迹一样，爷爷手提箱里的杂乱无章十有八九就是他某种症状的体现。

甚至当疾病以一种荒诞而无厘头的搞笑故事的形式显现出来时（在那过程中高尔夫球意外登场了），我们仍然不知道该怎么解释它。让我来简述一下事情的背景。奶奶在她新泽西的公寓大楼外跌倒了，摔断了腿。爷爷显然受此影响，一度歇工在家照顾她。他晚年在父亲的公司任职司机，天知道有多少包裹没送到目的地，或者因为他迷路而不得不多买多少汽油。总之，奶奶跌进了一个巨大的坑洞，其实房东早就知道有这么一个坑洞，但在我们的反复催促下始终都没有将它填平。于是父亲雇了个律师，状告那个道德败坏的房东。我们原本胜券在握。显然，两位年逾古稀的受害者——我那摔断了腿（而且脾气暴躁）的奶奶，以及我那慈眉善目但又古灵精怪的爷爷——只需说出事情的前后经过、跌倒以后她所遭受的痛苦，以及他因为照顾她而必须放弃哪些爱好即可。现在回想起我爷爷，我脑海中浮现出的是瑞普·凡·温克尔般的形象，而和他在一起的奶奶恐怕扮演的是泼妇凡·温克尔夫人。[①] 我得补充，在我们偷偷带进养老院的伏特加的帮助下，她晚年变得温和多了。

在提供证词时，奶奶知道该说些什么，再加上她断腿的事实本就说明了一切。我们的律师也事先给爷爷示范过几次，教他什么该说、什么不该说，还告诉他可能会被问到哪些问题。锦上添花的是，我父亲把事情的来龙去脉又给他描述了一遍，但时至今日，我猜测父亲这么做可能不是为了锦上添花，而是因为他对他的父亲能否把事情讲清楚缺乏信心；换句话说，他担心爷爷可能记不清当时所发生的事情了。他的担心是对的。那天晚上，父亲回来的时候，我第一个走到门口迎接他。只一眼，我就大感情形不妙，赶紧给他倒了一杯酒。自从哥哥有一次倒

---

① 瑞普·凡·温克尔与他的妻子凡·温克尔夫人是美国作家华盛顿·欧文的小说《瑞普·凡·温克尔》中的人物。

车出库时忘了要先开车库门之后，我就再没见过他这么生气。妈妈和我也在厨房的桌子旁坐下，听爸爸讲述所发生的事情。

起初，一切都按计划进行。爷爷讲述了他让房东注意到这个巨坑，接着又讲述了奶奶摔倒后的经历以及他因此无法工作的事实。然后爷爷被问了一个简单的延伸问题。

“有什么事情是你在妻子摔倒前能做，而在她摔倒后做不了的吗？”

爷爷正确地回答道，他再也不能工作了。

“还有什么吗？”我们的律师问道。

“打高尔夫球。”爷爷回答道。

在我父亲复述这一幕的时候，我担心他心脏病发作，于是我拿出伏特加，又给他倒了一杯。父亲继续讲述。

律师又问：“你之前多久打一次高尔夫球？”

爷爷回答道：“从来没打过。”

爸爸在复述爷爷的那段问答时简直哭笑不得，结果奶奶和爷爷仅得到了一笔微不足道的补偿，而这对他们退休后的生活质量几乎毫无改善。不用说，奶奶和爷爷对他们自己在提供证词时的表现感到十分满意。

当我在伯克利上第一堂高尔夫球课时，我脑海中就出现了这个关于我爷爷的故事。我也想起了我击打高尔夫球时我爸爸和我都嘲笑我自己的情景。哲基尔岛也在其中。我还想到了罗伯特·皮尔西格的《禅与摩托车保养艺术》，因为他关于摩托车保养和自我关爱的建议，可能也适用于我对高尔夫球和我自己的感情。在皮尔西格的陪伴下，我认为我已经准备好克服任何躯体上和精神上的障碍，来击打那个静止不动的小球。我试着将自我交付给球的力量。我试着任由我的思绪在脑中飘来荡去，无所依附。我试着无所期许，无所畏惧。但我搞砸了。我恰恰做了皮尔西格所谓的“你不该做的事”。就像独眼巨人面前那矫健的奥德修斯一样，小球很快就把我惹怒了，而要不了几分钟（以及几次失败的挥杆），我就对自己也恼羞成怒了。思绪在我的脑海中呼啸而过，我无法让它们自然而然地生起灭去。我没有一样事情是做对的。面对那个小球，我讽刺自己道：连疾驰而来的网球我都能打得到，而你只是坐在那儿一动不动地嘲笑我，我怎么可能打不到你？我还尝试用怒火激发自己的斗志：我就是要击中这个该死的球，而一旦我做到了，我就再也不回这个练习场了。最后我绝望了：我怎么也击不中球，我永远也没法离开这鬼地方了。走出练习场的时候，我气喘吁吁、大汗淋漓、骂骂咧咧，俨然一个丢盔卸甲的失败者。

当时我究竟是怎么想的，才会因为父亲的病去学打高尔夫球（天啊，我甚至连迷你高尔夫球都打不好），现在想来真是令人费解。而且，为什么我还认定皮尔西格会帮到我，现在我觉得这完全不合理。报名参加这门课，以为我的整个高尔夫球生涯能借由文学意志和解释学专业知识的力量步入正轨，这显然是一意孤行。我不仅因为泪水模糊了视线而无法看清球的实际位置，我那该死的挥杆技术相比多年以前也丝毫没有长进。那根木杆或者铁杆一定是人类有史以来发明过最反直觉的运动器材之一。我只能寄希望于自己能摇身一变，化为虚构世界中如同赫拉克勒斯一般历经磨难、苦尽甘来的主人公，有朝一日能够奇迹般地获得挥杆击球的能力。换言之，高尔夫球不再是高尔夫球。它承载了太多的寓意——包括哲基尔岛事件、我早年的学球经历、爷爷的证词。所以，当我出现在伯克利的那个练习场上时，高尔夫球不仅成了我和我父亲关系的象征，也成了战胜他疾病的一种方式。若能用球杆触及球，我就能触及他，他就不会从我手中消失。但若我做不到，他就会消失。除此以外，再多的关爱和保养也无济于事。

但在另一个层面上，我很清醒地认识到，我最喜欢的书都没有美好的结局。当然，以实玛利侥幸存活了下来，但其他人都没有。莫比·迪克带着被它身上的鱼叉线死死拽住的亚哈一同坠入了深海。弗拉基米尔·纳博科夫笔下的亨伯特·亨伯特死了，洛丽塔也没能活下来，多年来遭受的性侵让她精神崩溃。威廉·福克纳的《喧哗与骚动》中，那个终日思念自己姐姐和被阉割掉的睾丸的三十三岁智障人物班吉得以苟活，但他的哥哥昆丁自杀了，他的父亲和舅舅则死于酗酒。

我之所以提起福克纳这部1929年（那年我母亲出生，比我父亲晚两年）的小说有两个原因：首先，我喜欢它的叙事实验，以及它那“奴隶制是南方衰落的根本原因”的有力诊断；其次，小说中出现了高尔夫球。事实上，小说开篇的场景便是高尔夫球场，那儿有着球童（caddy）和球（ball）。在福克纳笔下，约克纳帕塔法县的康普森家族中，“caddy”只指代一个人。它并不是指背着高尔夫球杆的人，而是班吉姐姐的名字——凯蒂（Caddy）。她是兄弟们的挚爱，但最终逃离了这个不能包容她失贞的家族。而“ball”也只意味着一样东西——班吉被割去的睾丸[①]。当班吉听到有人喊“球童”时，他会为想起了一位失去的亲人而痛哭。当他注视着镜中自己的身体时，他会为自己的不完整而啜泣。在讲授《喧哗与骚动》时，我必须小心地控制情绪，不让自己在学生面前哭出来，以免不得不向他们解释高尔夫球如何成为我痛失父亲的象征。班吉这个角色同时包含了我的悲伤（我爸爸已经不在了），以及我对父亲的悲伤（他失去了如此之多）的想象。

无论结局好坏，这些都是吸引我的故事。也许只有在小说里（而且多半是我不怎么欣赏的小说里），才会出现这么一个将命运寄托于高尔夫球技的女孩，只因她太爱她那身患阿尔茨海默氏病却又热衷于打高尔夫球的父亲，于是凭借这份爱打破了她和高尔夫球之间的隔阂，转瞬之间就获得了打高尔夫球的能力。在现实世界中，这种事过去不曾有，将来也不会有。更确切地说，这两者只会在故事里和谐共存，借由我和他人的想象串联在一起，构成时而会有高尔夫球出现、或喜或悲的起伏情节。

两种空间

我们常常认为父母的存在是理所当然的，我们需要他们的

---

① 在英语俗语中，ball 有睾丸的含义。

养育，却把他们的本事当作让我们恼火或尴尬的怪癖或嗜好。然而，当我们面对失去父母的威胁或现实时，这种观点往往会改变，我们很快就会以更积极的态度调整自己的看法。

伟大的琼尼·米歇尔唱道：“事情不总是这样？直到失去了你才明白自己拥有过什么。”我父亲弹奏钢琴全凭听觉——只需听一次，他就能永远记住旋律。有多少父亲能做到这一点，这种技能又是从何而来？在他的有生之年中，我从来没有思考过这些问题，总是理所当然地认为爸爸就该会弹钢琴。这是辛迪称之为他的“空间”的一部分。可惜的是，爸爸的演奏很少能给我带来快乐。在我们家，那充其量只是个背景音，有时还挺烦人。

这种“当同一个刺激出现足够多次后，其反应会愈发减弱”的过程被称为“习惯化”（habituation）。随着不断的重复，曾经令人愉悦的刺激变得令人不快。食物、音乐、性爱、毒品——只要你能想到的，都会出现这种情况。科学家现在了解了这种习惯化的过程，甚至可以细致到单个突触的尺度。必须承认，我无法欣赏父亲演奏钢琴的原因，要比单纯的习惯化更复杂些。我有点嫉妒爸爸，还有点好胜，让我为他鼓劲喝彩本不该那么难。只消听过一遍，他就可以几乎毫无障碍地弹奏并演唱任何歌曲，从勒纳[①]和洛伊[②]的音乐剧《窈窕淑女》到惠特妮·休斯顿的《我们曾几乎拥有这一切》。惠特妮·休斯顿是

① 艾伦·杰伊·勒纳（Alan Jay Lerner，1918—1986），美国剧作家。
② 弗雷德里克·洛伊（Frederick Loewe，1901—1988），美籍德裔作曲家。

他一生的最爱。爸爸真的希望我们“拥有这一切”，他对生活有着非凡的热情。我希望我能再次听到他弹奏并演唱惠特妮·休斯顿的歌，但爸爸已经去世十五年了，而我九十四岁的母亲如今才第一次生病。所以，我们这个家庭所拥有的“这一切”正在消失。很快，所有留给我的都将会成为回忆——其中许多将随着时间的流逝而暗淡模糊。最终那些回忆也会彻底消失。辛迪的父亲显然希望她“拥有这一切”，而她也希望父亲能如此。由于阿尔茨海默氏病，杰瑞失去了一切。阿尔茨海默氏病就是如此。

杰瑞是一位慈爱的父亲，在生病之前他有很多天赋。他是一名出色的司机，有着不可思议的定向能力，他的高尔夫球技和赌博牌技也十分高超。类似的技能构成了我们的生活，我们大多数人都在寻找可以磨炼并精进这些技能的场合。他的周末和假期都倾注在他喜欢的爱好上，比如去新泽西和佛罗里达打高尔夫球，或去拉斯维加斯赌博。如果杰瑞戴着一个可以记录他每一刻行踪的监视器，也就是活动记录仪，那就可以记录下他往来于钟情之所的路径：这是对杰瑞的本质——他的“空间”——的一种测算计量。杰瑞在高尔夫球和赌博方面的能力退化尤其残酷，因为这些游戏对他的自尊至关重要。威廉·詹姆斯把我们心灵的这些方面——“我们之为我们”的核心部分——称为“自我”(me self)。对詹姆斯来说，“自我”代表了我们的偏好、自我建构、宗教信仰、政治立场、对颜色和衣着的品位——所有这些都是我们独特的标识。杰瑞所热爱的高尔夫球和赌博并不为辛迪所喜欢。尽管她爱她的父亲，但她的

“自我”包含着完全不同的爱好、信念和技能。

热情和技能相辅相成，这并不奇怪。我们若喜欢一项活动，便可能更频繁地去实践它，作为回报，我们也会越发擅长这项活动。作家马尔科姆·格拉德威尔曾指出，我们需要将一项活动练习一万次，才能真正掌握这项技能。辛迪对高尔夫球很反感，她练习的次数远远不足一万次。一般而言，我们倾向于反复操练直至炉火纯青的事情，正是那些我们热爱的事情。

学习一项技能会激活多个将运动无意识地组织起来的脑区，包括辅助执行随意指令的运动皮质以及基底节和小脑。例如，高尔夫球的挥杆动作中属于意识层面的一部分由大脑皮质控制，但要想挥出完美的一杆，则需要激活基底节和小脑中那些无意识层面的深部回路。运动心理学家了解这一过程，并通过与运动员合作，利用重复练习，让技能深入大脑。我们练习得越多，就越容易激活这些无意识回路。

一旦我们擅长某件事，别人就更有可能认可我们，并以赞扬和钦佩来奖励我们。这种表扬是能反馈促进我们从事的这项活动的，但对于我们怀着真正的热忱所做的事情，比如我父亲弹钢琴或杰瑞打高尔夫球，能够参与活动本身就是一种奖励。为什么辛迪喜欢阅读，而她的父亲则喜欢高尔夫球和赌博？其理由可以简单地归结为大脑的天赋构造，这种天赋构造在人的早年就已经存在，甚至在我们出生之前、还是子宫里的胎儿时就已经形成了。不同的孩子在他们所追求和所能成就的事情上有着显著的差异，“神经多样性”（neurodiversity）这个术语就是用来描绘人类在能力和兴趣方面的这种异质性。“神经多样性”

是个绝妙的表达，其定义意味着宽容和民主，它承认我们都是不同的，并且我们每个人都拥有自己独特的优缺点。我在五岁的时候就已经开始如饥似渴地阅读书本了，但对机械的精巧构造则漠不关心；相比之下，我的外孙梅森在一岁的时候就已经在尝试弄清楚他的玩具是如何组装起来的了。现年六岁的他已经是个乐高大师了，开始组装起了专为十二岁及更年长的孩子设计的轮船和飞机。

左侧大脑半球的天赋构造对语言功能至关重要，而右侧大脑半球（尤其是右侧颞顶叶后部区域）则帮助我们定向、绘画、赌博和修理机械。当孩子还小的时候，父母可以引导、鼓励甚至激发他们喜爱某项由左或右半球主管的活动；但先天性的大脑天赋构造也同时存在，并会影响偏好。这种偏好通常会贯穿我们的一生。对痴呆症的研究表明，有时我们的优势会强化我们的劣势，而我们的劣势则会带来意想不到的优势。对神经多样性的研究才刚刚起步。

我对那些得病后展现出崭新艺术技能的痴呆症病人的研究，帮助我们了解了大脑的天赋构造如何驱动我们行事并最终微妙定义我们的“自我”的奥秘。令人惊讶的是，在一些语言半球选择性退化的患者中，右侧大脑半球的技能——特别是绘画和雕刻——神秘地出现了。杰克——一个对艺术毫无兴趣的银行家——突然开始痴迷于绘画。他画的许多鹦鹉、鱼和帆船着重使用了他最喜欢的两种颜色：紫色和黄色。遗憾的是，这些新的兴趣和能力是在逐渐丧失语言能力以及词义知识的前提下产生的。在这些技能出现的时候，我们发现杰克的左侧前颞叶正在因我们现今称之为语义变异型原发性进行性失语的疾病而退化。当大脑的左侧半球停摆时，右侧半球就会变得更加活跃。相反，当强迫性的书写、说话、使用双关语等左侧大脑半球的活动出现时，随之而来的可能是右侧前颞叶的退化。

这些令人惊讶的发现让我们相信，左右侧前颞叶神经元活动之间的平衡是偏好选择的驱动因素。这些兴趣显著变化的现象通常发生在额颞叶痴呆这种累及大脑前部（包括前颞叶）的退行性疾病中。相比之下，阿尔茨海默氏病始于海马体以及颞顶叶后部区域。对像杰瑞这种阿尔茨海默氏病患者而言，决定我们偏好的前颞叶区域似乎尚未受到累及。如果我们喜欢现代艺术，但不喜欢文艺复兴时期的艺术，这种偏好会始终保持，甚至直到疾病晚期。又比如，如果我们喜欢看棒球比赛，却觉得美式足球比赛很令人厌恶，那我们就会不停地观看棒球比赛，但只要屏幕上出现美式足球比赛的画面，我们就会走出房间。

相比之下，对绘画、打高尔夫球、处理数字和命名等能力至关重要的后顶叶区域会首先受到阿尔茨海默氏病的侵袭。积累了一生的才能会因此迅速退化。失去了左侧大脑后部皮质掌管的命名能力固然让杰瑞无所适从，但真正铸成悲剧的是他右侧大脑后部皮质功能的丧失。杰瑞对于“空间”——他在宇宙间独一无二之所在——的感知开始消散。打高尔夫球、开车和赌博的欲望依然存在，但从事这些活动的能力却消失了。

杰瑞开始迷失方向了，他不知道应该朝哪儿击打他的高尔夫球，就算打出去之后他也不知道应该去哪儿找球。杰瑞正在丧失他曾经引以为傲的方向感。视觉空间障碍在阿尔茨海默氏病中很常见，而且可以联系到大脑的特定解剖结构上去。英国的约翰·欧基夫（John O’keefe），以及挪威的迈－布里特·莫泽（May–Britt Moser）和爱德华·莫泽（Edvard Moser）因研究空间记忆与定向的工作原理而荣获了 2014 年诺贝尔（生理学或医学）奖。他们在对小鼠的研究中确定了哪些结构可以帮助小鼠在迷宫中定向，并阐明了小鼠是如何形成自己的世界地图的。这项工作的许多发现都集中于海马体——颞叶内小巧的海马状神经元结构，也是阿尔茨海默氏病发病之处。这些发现对我们认识人类记忆和阿尔茨海默氏病有着功不可没的启示意义，我将会在本书的最后一章中对其进行详细阐述。

心理学家理查德·莫里斯（Richard Morris）因设计了一个如今被广泛用于评估动物定向学习能力的迷宫而闻名，他的成果极大促进了对啮齿类动物空间记忆的研究。莫里斯迷宫是一个充满了不透明液体的圆形深水池，里面放着一只啮齿类动物，通常是一只小鼠。小鼠被迫不停地游泳，直到它找到一个可以站在上面的隐形平台，以摆脱不停游泳的疲惫。小鼠讨厌游泳，所以找到平台的奖励非常丰厚。如果小鼠的海马体运作良好，它很快就能记住平台的位置，因此它会迅速游过迷宫，略过它已经探索过的水池空间。小鼠学习找到平台的速度能有多快、它们记住平台位置的时间能有多久，均取决于海马体的运作状态。没有海马体的小鼠永远不会记得平台被置于何处，即使它们找到平台也只不过是出于偶然，而不是出于系统性的检索。这种莫里斯迷宫中的行为范式让人联想到阿尔茨海默氏病患者在停车场找不到自己的车，或者在驾车回家的途中迷了路。

同小鼠一样，我们人类也依靠海马体来定向。

欧基夫和他的同事们表明，当小鼠学会在一个环境中定向，并形成自己的世界地图后，它每通过一个特定区域，海马体中都有对应的位置细胞（place cells）随之放电。在小鼠的海马体中放置电极以记录其睡眠后，科学家们发现，当小鼠梦见自己移动到先前学习过的空间时，这些相同的位置细胞就会放电。睡眠和预演地图路线有助于小鼠记忆，当小鼠再次出现在迷宫的特定位置时，梦中放电的相同细胞又会再次放电。这套强化并塑造记忆的系统是何等了不起啊。小鼠在清醒时绘制出探索过的路径，然后在睡觉时再次预演这些路径。小鼠的左右两侧海马体均衡地参与了定向学习，但在人脑中，右侧海马体似乎对空间记忆更为重要，而左侧海马体则专门负责学习新单词，并将它们从左侧大脑半球皮质的语言功能区中提取出来。阿尔茨海默氏病同时侵犯这两侧区域，这就解释了为什么杰瑞对单词和地点的记忆能力都渐渐消失了。

从杰瑞打高尔夫球时转错方向的那一刻起，结伴打了一辈子高尔夫球的朋友们就抛弃了他。阿尔茨海默氏病常常是对人性的考验，而杰瑞的高尔夫球友们却考砸了，他们在同理心、友情、互助、勇气和内在力量方面的成绩都是不及格。如果杰瑞想重拾打高尔夫球或赌博的乐趣，辛迪是他唯一的希望。然而，高尔夫球或赌博对她来说是如此陌生。辛迪的“空间”与杰瑞的很不一样。更糟糕的是，赌场和高尔夫球场这些场所在她看来散发着腐烂的气息。拉斯维加斯和大西洋城的赌场，以及新泽西的高尔夫球场，这些在 1930、1940 和 1950 年代为美国新移民带来希望和欢乐的闪耀之地，对这些移民的孩子来说却显得陈腐而乏味。像辛迪这样的孩子向往着新的梦想和游乐场，而不是他们的父母和祖父母将要养老送终的地方。承载了一代人生活之希望与理想的空间，却沦为了警醒着另一代人"死亡避无可避"的沉沉丧钟。

无情消抹任何我们或擅长或不擅长之事的痴呆症常常迫使患者的至亲进行深刻反思——"这是我父亲曾经的样子""这是我对我们关系的认识""这是相比之下我自己的样子"。阿尔茨海默氏病挑战着我们对自身"空间"的理解，削弱着我们的信心。父母不再是支撑着我们生命的磐石，不再是有意识或无意识地托起我们的浮球。关于自我的反思，以及关于我们所爱之人现在与未来面貌的反思，就像悲伤小说中的场景一样浮现出来。在这本书里，所爱之人每个月都在改变。它发生得太快，所以必须一遍又一遍地反复深思。阿尔茨海默氏病，以及我们所爱之人身上任何严重的慢性疾病，都迫使我们意识到，我们的时间不多了。我们自己哪天也会拂袖而去，也许会以同样悲伤的方式。我们的"空间"也会消失。

杰瑞既失去了他的个人空间和舒适地带，同时又失去了定向能力，如果说这"焉知非福"似乎有些麻木不仁。因为辛迪和杰瑞的痛苦是难以忍受的，而且几乎无法衡量。但这也是亲人试图理解、接触、学习和发展新技能的时刻。杰瑞的"铁哥们"在他变得脆弱无助的第一刻起就抛弃了他，他们是这个故事中最大的输家。他们大脑中负责关爱、了解阿尔茨海默氏病、深化利他主义的神经系统得不到锻炼，这是他们无法弥补的莫大损失。辛迪的参与行为则开阔了她的视野。她发掘了一股内在的力量，一套为我们生存所需的脑回路，这为日后可能的危机带来了一个更强大的崭新自我。

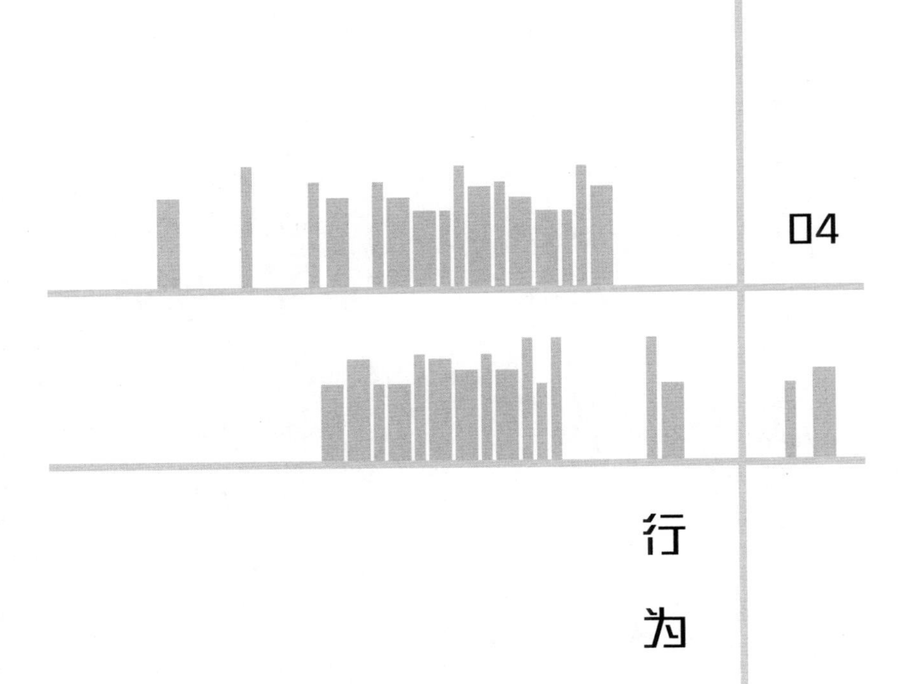

04 行为

向右转

布鲁斯让我写一个关于我爸爸的行为的章节，但我并不愿意。因为要我努力回忆他疾病的这一方面，既困难（当时我在伯克利，而他在佛罗里达）又痛苦，同时还要忍受寻觅不到合适之词的沉沦感。我想我已经找到一个词汇来解释父亲的行为失常，但我不完全肯定这个词汇是否能完全描绘出早发性阿尔茨海默氏病行为异常的特定模式。虽然我没听说父亲有过布鲁斯在额颞叶痴呆中看到的那些行为，比如在地板上爬行，用不合适的方式触碰陌生人，或因为爱吃甜食而吃下一整包糖，但他也有可能做过。反正我从没亲眼见过那样的事。和我之前描述过的相对温和但令人痛苦的行为相比，这些行为更难以控制且充满视觉冲击力。行为之所以具象，在于你能看着它发生；语言之所以抽象，在于你只能听人转述。而少词变异型阿尔茨海默氏病的全部影响会直接而明显地表露在电话里，你不需要在他身边就能听到。

当然，你可以听到别人转述 tau 蛋白和淀粉样蛋白在大脑中四处播散时引发的异常行为——我就是这样得知我父亲把高尔夫球杆对准了错误的方向。他的一个高尔夫球友看到他做出了这个奇怪的举动，然后告诉了我母亲，接着她再告诉了我。从严格的定义上讲，听到关于某人行为的转述意味着你对该行为的了解程度与转述者对该行为的了解程度多少有点不同。然而，能被描述的行为本身，往往极具视觉冲击力。我本来就看不太清楚，即便我盯着某样东西看。我这么说既出于字面意思，又有其隐喻含义。前者是说，我的近视和散光已经严重到即使戴上再厚的镜片也达不到 1.0 的矫正视力。后者是说，就像我之前提到的，在旧金山的机场，我看不见父亲的眼泪。

我最令人讶异不已的"失明"是我居然没注意到父亲正一步步迈向死亡。那时他住在一家养老院里，实际上他住过一连串养老院，因为我那明智而富有同理心的母亲从没满意过他住的任何一家养老院。她把他从沃斯湖的一个鬼地方转移到了朱庇特的一个豪华鬼地方（入口处倒是挂着华丽吊灯装点门面，病房深处却藏匿着恐怖的约束衣），又从普兰泰申（究竟是谁在给这些城市起名字？）[①] 的一个角落最后转移到了德尔雷海滩的另一个角落。"下一个总比这一个强"这种海市蜃楼般的美好愿

① 朱庇特（Jupiter），美国佛罗里达州地名，得名于罗马神话中的主神（同希腊神话中的宙斯）；普兰泰申（Plantation），美国佛罗里达州地名，直译为"种植园"。

景显然是无法实现的，毕竟 1990 年代的标准看护规程摆在那儿：患者突然犯病、强迫患者灌药、药物不再起效、患者惨遭约束；不断循环往复，直至呆若木鸡。

说回我没有注意到父亲正一步步迈向死亡的话题。我当时的这种认知策略即便在几十年后的今天依旧会让我感到极度怪异。也许这种遗忘正是否认、自我保护和自我牺牲的完美诠释，就好似所有这些全都被卷进了一个心灵的毛线球。总之，我觉得事情是这样的：在长如一生的那十来年间，我已经习惯了去养老院看望他，以至于我一度以为，一切本就如此，永远都将如此。这就是生活。蓦然回首，我意识到，死亡又何尝不然。我很确定我从来没有思考过父亲会以怎样的方式死去（也许会有人思考这个问题？），但我却莫名地能够确定他不会以怎样的方式死去。他绝不会五十多岁就英年早逝，而且肯定能撑过七十岁。毕竟他最终离开人世的方式并不是他理所应得的，所以我不愿刨根问底地探究导致他死亡的直接原因，哪怕这在我心中留下了一个悬而未决的谜团。我之所以说我不愿刨根问底，是因为我隐约清楚大致是怎么回事。但我只允许自己的思绪在这个问题上逗留一两秒钟，然后就必须停止继续深入下去了。因此（虽说我所描述的思考过程看起来不可理喻，但我在此姑且用这样一个表示逻辑的词），随着他慢慢变老，我设法忘记了时间的流逝。他的病情仿佛冻结了他的心智，也麻痹了我的躯体。奇怪的是，我做学术工作却毫无障碍；事实上，我做得还不错。麻痹只是局部的，但却波及到了我灵魂的最深处。所以，即便在他与世长辞之际，我也不闻不问、不悲不戚。原来，我给自己注射了一剂麻醉药，它需要三十年的时间才会失效。

我变戏法般地扯断了“父亲在养老院里奄奄一息”和“他已时日无多”之间的联系；至于我是如何做到这一点的，至今仍困扰着我。让我再试着解析一遍。父亲对早发性阿尔茨海默氏病的抗争持续了很长时间，以至于我当时沿着思维惯性，以为它会永远持续下去——可十年是不是太快了些？尽管我内心深处情愿这一切早日谢幕，这样他的痛苦就可以终结。因为他渐渐衰亡的过程似乎让他始终处于一种“缓刑”的状态，所以我也迟迟未能接受他那避无可避的离世事实。此外，我还推迟了哀悼那些汇成最终死亡的点滴逝去。如今我追悔莫及。

我记得我问过自己，在父亲身体尚如此健壮的情况下，对于一种要经年累月才会彻底摧毁一具身体的疾病，我该如何哀悼？我脑中理性的（抑或是非理性的？）那部分告诉自己，我需要调整自己的节奏。如果在他只是忘了怎么把胶卷装进相机的阶段，就允许自己去充分感受悲伤的冲击，那么当他没法和我说话，或者不认识我的时候，我该怎么办？况且，他还一息尚存呢。我曾默默静候着父亲离世，想着到那时我就能肆意悲痛了；但到了他当真离世的那一刻，我却怎么也做不到了。我还记得在帕萨迪纳第一次去看心理医生时的情景。办公室的空气里满是我的内疚和悲伤，我甚至无法开口说话。我无休止地拖延着自己的悲伤，如同艾略特笔下的艾尔弗雷德·普鲁弗洛克拆分生命一样地拆分它：“我是用咖啡勺子量走了我的生命。”我那时只想着拖延。当那一天最终还是到来的时候，我哥哥打电话给身在加州的我，说爸爸快要不行了，我得赶去佛州和他道别，我不知如何是好。我在道别和不道别之间彷徨了这么久，就好像我第一次听到诊断结果似的。这么多年来，我不间断地探望着他，竟看不出他已行将就木。

要我写下我父亲的行为与它所象征的痛苦，就像在生生割裂我的骨头，因为它不断地提醒着我自己的行为——我没在他身边。于是，一个本应关于我父亲的章节又一次转变成了一个关于我自己的章节。面对失智的深爱之人所表现出来的反应，或者单论我个人的反应，是这种怪病中更怪的部分。研究人员正着手探究这一现象。照料额颞叶痴呆（一种以丧失同理心为标志的疾病）患者的家属会有什么变化？他们也会失去同理心吗？阿尔茨海默氏病患者的家属（这里虽用第三人称，但我指的是我自己）也会染上健忘的毛病吗？我之前谈到，在父亲失忆之际，我也丧失了关于健康的父亲的记忆。当然，这种现象也适用于抑郁。我旁听了布鲁斯的一场演讲，他讲到病人的情绪变化往往并不是对痴呆症的主观反应，而是这种疾病本身的客观表现。他曾描述在帕金森病患者身上见到过“最为猛烈”的抑郁。布鲁斯对文字也很擅长，他的这句话一直陪伴着我。如果你爱的人深陷抑郁，你又怎么可能不抑郁呢？但我认为视力问题不在其列。那是不会传染的，尽管某些痴呆症会攻击视觉回路所在的枕叶，而且随着疾病进展，我父亲确有可能会产生视觉障碍。但是，如果我父亲直至临终前才失去了视力，那我则早就失去了视力。即使我在那里盯着他看，我也看不透他的疾病。我之所以前往加州大学旧金山分校学习痴呆症，是因为我想要了解这种将我父亲从我和他自己那儿夺走的疾病。我想要正视它，我想要无所顾忌地思考它。我想要回到三十年前，去目睹我本该目睹的一切（实际上正是回避蒙蔽了我的双眼）。我虽明知这无非是个不切实际的幻想，但我迫切需要沉浸在这样的希望中：希望我能与世界分享我那了不起的父亲，希望分享在他生病时我做了，以及我希望我能做得更好的事，希望我或许能不再因为自己愚蠢的所作所为而遭受惩罚了。但最重要的是，我希望我此时此刻能挽着他的臂膀，陪伴在他那饱受病痛摧残的身躯旁，无论他在做什么事、对错与否。我写这本书的目的也就在于此。

* * *

痴呆症这个类别包含了许多脑部疾病。这当中包括一些罕见的疾病，比如雅各布–克罗伊茨费尔特病（疯牛病是这种疾病在动物身上的变种）、慢性创伤性脑病[①]、美式足球运动员永久性脑震荡的悲惨后遗症，或者肌萎缩侧索硬化[②]。阿尔茨海默氏病是最常见的一种痴呆症，研究人员注意到，人在六十五岁以后，患这种疾病的风险每过十年就会显著增加一分。相比之下，早发性阿尔茨海默氏病则很罕见。当一个人在六十五岁之前发

① Chronic traumatic encephalopathy，CTE，与反复头部外伤相关的一种进展性的神经退行性疾病。

② Amyotrophic lateral sclerosis，ALS，或称卢·格里克病，影响脑部和脊髓控制运动功能神经元的一种进展性的神经退行性疾病。

病时，其表现、病程和病因可能不尽相同。相比那种由海马体受损导致、以失忆症状起病、进展缓慢的典型晚发性阿尔茨海默氏病，我父亲患的早发性阿尔茨海默氏病攻击大脑皮质后会更严重、更迅速地造成破坏。用非科学的语言来说，与阿尔茨海默氏病的典型病例相比，脑浆被搅动得更快了。他的执行能力——开具支票、记录事件、知道自己是谁的能力——被劫持了，再多的赎金（医生、药物、情意、愧疚）也无法让他从劫持者手中解脱出来，因为毕竟劫持者就是他自己。这个过程不同于我们大多数人以为的那种跟阿尔茨海默氏病有关的失忆。比如，不断重复刚刚问过的问题。午饭时间已经忘记了早餐吃了什么。爸爸也失忆，但一旦疾病跨过了前驱期阶段，自我的毁灭效率是惊人的。想象一下电影《现代启示录》开头的凝固汽油弹爆炸画面，同时听到大门乐队的《结束》（*The End*）作为背景音乐。差不多就是这种感觉吧。

父亲患有少词变异型早发性阿尔茨海默氏病，这意味着他的语言问题首先出现，而作为一个以研究语言为生的人，我一直没法完全释怀（这本书对此解释得很清楚）的是疾病对父亲大脑的侵犯（insult，我知道医生有时会借用这个词来指称大脑所遭受的攻击）和对我自己大脑的侮辱（insult）。当我像激光一样聚焦于此事时，我现在很确定自己错过了一些行为。离得远，意味着我最直接接触到的是疾病在声音方面的表现。虽然充斥着拼写错误和潦草字迹的简短信件也记录了我父亲的病情，但他的阿尔茨海默氏病主要是通过电话传达给我的，而且是那种仅含有只言片语的简短电话。这不是行为。行为是通过躯体表现出来的，更多地使用右脑而非左脑，更多地利用直觉而非理性。我是左脑的忠实粉丝，大部分语言回路都在左脑，但右脑也有优点，它是创造力和情感之所在。也许我需要多用用右（right）脑（这样我就能得到正确的［right］结果吗？），并记住那些行为；记住和父亲共处，并看到他的身体做出奇怪的事情。有一种特殊的行为最让我耿耿于怀。这是我父亲用身体发出的一种声音——绝对不是什么话语。这是一种他用整个身体完成的，我不仅能听到，还能看到的声音。在这一章中，我将尝试连接我的右脑，写下这种虽不是语言，但却在传达一些重要信息的声音。在我听到那声音的时候，我还不知道那是什么。但现在我想我知道了。如今回头看来、回头听来，我很确定那是痛苦的声音。但我还得努力写出来。

尽管我的本能告诉我这一章的内容是一个烫手山芋，以至于我迟迟不愿动笔，但我理解为什么布鲁斯想让我写。他在神经病学方面的专业知识是没有界限的。他像一名优雅的奥林匹克平衡木体操运动员那样，驾轻就熟地从布洛卡区弹跳到韦尼克区，从白质腾跃到灰质，从左半球穿梭到右半球。但他的兴趣主要在于痴呆症，尤其是行为变异型额颞叶痴呆患者所做出的无法解释的行为。缺乏同理心和缺乏羞愧感是该疾病的两种主要表现。一位向来慈爱的丈夫开始嘲笑他的妻子，后者在看医生时哭诉道，他不再是她曾经认识的那个人了。一位平素穿着打扮精致得体的女士竟在垃圾桶里捡破烂，吃着别人丢弃的残羹剩饭，喝着不知道哪儿找到的易拉罐里剩下的激浪汽水。在一次体格检查中，一名男子被要求朝天花板举起两只手臂，但却在几秒钟后向医生伸出两根手指——两只手各竖起一根中指。

我的父亲没有做过这些事。又或许他做过，但我没见到过。以下是一些我没有亲眼目睹但听说他做过的事情。

我听说，当父亲开始在浴室的墙上涂满他的粪便时，我母亲再也忍无可忍了。

我听说他把养老院墙上的水槽拔了出来。我记得我当时还为他的愤怒感到骄傲。如果他还能生气，还那么强壮有力，那说明他还没有糊涂和虚弱到要被那般管束，也说明我同样有理由为此感到愤怒。我记得刚听到这件事时，立刻想起了迪伦·托马斯的诗《不要温和地走进那个良夜》，想象着父亲与水槽、与疾病抗争的景象。但在加州大学旧金山分校学习了何为正确和错误的照护方式后，我现在知道，他可能在许多条前线上战斗着，对抗的不仅仅是疾病。他憎恨养老院的噪音、药物、陌生人给自己洗澡、肉体的禁锢以及精神的束缚。我有时希望他能走得安详些，但那实在不像他的风格——即便是已经离世的他。

我清楚地记得自己听说他还患有日落综合征的那一刻。那时我正和母亲、姐姐在马里兰州贝塞斯达的一家餐馆里吃午饭。她们从没告诉过我“日落综合征”是什么意思，但这个词竟然就那样堂而皇之地出现在了谈话中，就好像我应该知道它是什么意思似的。于是我发飙了——自从我领悟到恰当地使用脏话所带来的力量后，我就变成了一个不介意口出秽言的女人。我吼道：“日落综合征他妈的是个什么鬼？”我以为我父亲得了另一种没人告诉过我的疾病，就好像嫌阿尔茨海默氏病还不够似的。在被告知安静下来、不要在公共场合如此大声地嚷嚷“他妈的”之后，她们告诉我，日落综合征是一种时常出现在阿尔茨海默氏病患者身上的非罕见情况，多发生在日落时分。就好像白天和黑夜对我爸爸来说还不够艰难，昼夜交替之际才算够呛似的。后来我才知道，日落会引发激惹、焦虑和攻击性行为。我寻思爸爸会不会是在下午五点左右把水槽拉出来的。我好奇太阳下山时他还做过些什么事。

我听说我父亲还因为我姐姐开车而抓狂。她领驾照已有几十年，但我父亲仍以为她是个孩子。

我还听说他穿过约束衣。这让我很抓狂。

布鲁斯向我解释过，尽管阿尔茨海默氏病发病于一个特定脑区，甚至可能只是一个细胞，但等发展到一定程度以后，整个大脑都任其摆布。因此，根据疾病早期症状所作的明确分类最后都失去了意义。阿尔茨海默氏病患者在疾病晚期可能看起来像个帕金森病患者。所以我的父亲摇摇晃晃、颤颤巍巍，无法像我小时候那样有力地抱着我。他们可能看起来像个额颞叶痴呆患者，厚颜无耻地在浴室里四处涂抹自己的排泄物。患有阿尔茨海默氏病的人最终还可能会产生幻觉，那是路易体痴呆可怕的典型表现。不是吸食了致幻剂以后升腾出的那种如仙如梦的幻觉，而是会把你吓得半死的那种——是最终会让你穿上约束衣的那种幻觉。

然而我不得不怀疑，父亲的一些行为——尤其是那些在养老院表现出来的行为——究竟是疾病导致的，还是那些旨在缓解他症状的药物导致的。如果要宽容地来解读这件事，那便是：

把水槽拔出来的行为可能意味着病情没有得到控制，而并非那些用于治疗我父亲精神症状的抗精神病药物所带来的副反应。另一种宽容的解读是：药物是用来缓解症状的；安眠药是为了帮助他入睡，而并非为了放倒他，把他变成魂不守舍的行尸走肉。然而，更为愤世嫉俗的解读，同时也是我所认同的解读，就是当时的医生没有完全意识到他们所作所为的可能后果，同时养老院则希望病人们安安静静、老老实实，为此他们不惜一切代价：抗精神病药物、抗焦虑药物、安眠药、约束衣。在这种解读中，使用这些药物并不是为了让我父亲好受些，而是为了让养老院轻松些。

父亲的激惹（agitation）症状惹恼了养老院。激惹症状似乎开启了药物管控的暗号。在他们看来，激惹症状等同于行为不当。如果有人说你有激惹症状，那你就完蛋了。我对这种被贴上“激惹症状”标签的困境深有感触。在我小时候，母亲时不时会斥责我“作”（*broygus*，重音在“*broy*”上，根据《犹太英语词典》，它的意思是生气或恼怒）。或者你也可以说是“坏脾气”。这两个词都属于“正面我赢反面你输”的那一类词汇。就我自己的经验而言，“作”意味着被这么形容的人自己没法快活，故而也不想让他人快活。那会儿，我还没空质疑这个动词是如何顺理成章地变成形容词的。总之，这个字可以在任何情况下被用来对付你。比如，在我和母亲去买衣服的时候，我不想试穿她看中的衣服。再比如，我不乐意和我的叔叔婶婶共进晚餐。又比如，我不愿意整理床铺。通常，当我被斥责“作”的时候，我会哭闹着反驳，而这当然就更验证了那个斥责我“作”的人说得没错。关键在于，一旦你被贴上“作”的标签，你就完蛋了。如果你承认你是如此，你自然就是如此。如果你反驳说你并非如此，那便更能证明你就是如此。

激惹的作用原理与此类似，我就不再赘述了。我只想说，没有比养老院更存在这种风险的地方了。给你灌药本就是因为你表现出激惹症状，如果你小题大做拒绝服药，你只会被灌更多的药，因为拒绝服药正是你激惹症状的标志。于是，“按需”（PRN，拉丁语 *pre re nata* 的缩写）开具的镇静剂不知不觉间就变成了“必需”，你会因为克洛诺平[①]而昏昏沉沉。对此，我反问道：“*Cui bono*？”（意为“谁从中受益？”）激惹的表现形式包括拒绝洗澡，不愿离开自己的房间，或想离开养老院回家。然而，人们可以更积极地看待这些所谓的不当行为，并将激惹重新理解为正常人的一种合理反应。想想你在车管所时的感受，或者在大型超市看到一个人推着满载的购物车挤进快速结账通道时的感受吧。病人和健康的人都有激惹的经历。激惹意味着你有一种通过拒绝服药、放弃治疗的方式来加速死亡的欲望。这表明你想要自己来掌控自己的身体，而不是在洗澡时让陌生人触碰你。也许它意味着一种在养老院的嘈杂环境中想要独处的愿望。或者应该这么说：想要离开那种环境似乎才是更为理性的表现。

加州大学旧金山分校的专家们现在推荐的治疗手段与我父亲当年所经历的截然相反。药物干预应该作为万不得已时的最

① Klonopin，氯硝西泮（clonazepam，一种镇静安眠类药物）的商品名。

后选择。如果对方心烦意乱，可以试试让其听听音乐。我觉得给我父亲听弗兰克·辛纳屈的歌也许能让他在惊恐时冷静下来。还可以试试受过专业训练的狗。如果情感支持动物能为我父亲所用，我敢肯定他会放松下来的。他不仅能在那一刻得到安慰，还可能会记得过去被托卡安慰过的经历。代际护理手段正在获得越来越多的关注，年轻人和老年人似乎都能从中受益。研究表明，老年人的认知健康水平得到了保护，而年轻人则感觉自己更被重视、更被需要了。我哥哥正在研究如何实施玛利娅·蒙台梭利的方法，以缓解痴呆症患者及其照护者面临的日常挑战。至于药物的使用，最新的护理科学研究表明，最好的做法是让人在白天保持清醒以促进夜间睡眠，而不是用镇静剂放倒他们。道理听起来特别简单，是吧。哈力多[①]是一种我父亲也服用过的用于治疗精神分裂症的抗精神病药，在给阿尔茨海默氏病患者使用这种药物时应十分谨慎。它通常非但没有帮助，反而使情况变得更糟。而约束衣只应该在病人可能会伤害到自己或他人的极少数情况下使用。

但在我父亲第一次住进养老院、成为大型制药公司梦寐以求的理想实验对象之前，他已经在渐渐蜕变成另一个人。那是1980年代的一个秋天，地点在贝塞斯达，我姐姐一家住在那里，我的父母也在那里待了很长一段时间。我记得那次我去探望他时，他的一些行为看起来就像是在躲避隐形敌人发动的奇袭。这或许正是我听说我父亲患有日落综合征的那次探望，但也有

① Haldol，氟哌啶醇，一种抗精神病药物。

可能不是。这又或许正是我教他切甜瓜的那次探望，但也有可能不是。

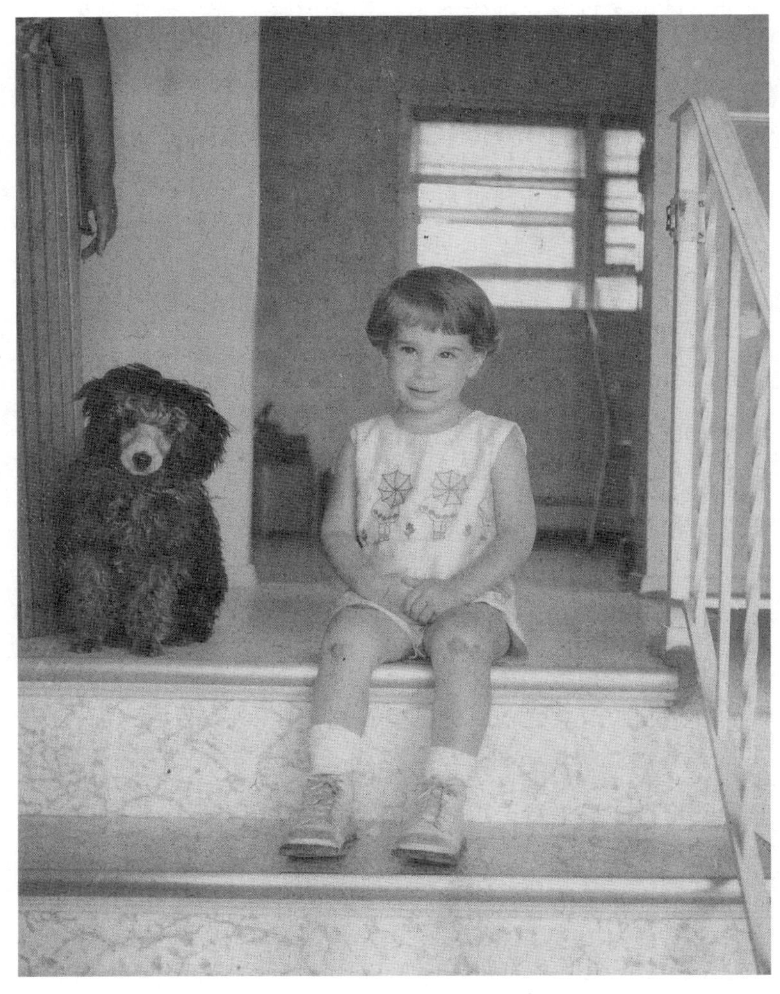

辛迪与她的爱犬托卡，摄于新泽西州维罗纳（年份不详）

为了让我父亲参加美国国立卫生研究院（距我姐姐家只有几公里）的一项阿尔茨海默氏病临床试验，姐姐费尽了周折。尽管父亲的病情已经严重到超出了我如今才明白的所谓轻度认知障碍阶段——日常生活虽已难能自理，但并非像终有一天会变成的那般毫无可能——她最终还是设法说服了研究人员将父亲纳入试验。所以我父母离开了佛罗里达州的家，在美国国立卫生研究院附近租了一套两居室的公寓。而我则从伯克利乘飞机来到这里。

我还记得1986年秋天在马里兰州发生的三件事。第一件，也是最好、最幸福的记忆，就是父亲的笑声。我和他在公寓大楼前郁郁葱葱的草地上散步。前一天刚下过雨，那个午后格外天朗气清，有点像新泽西州秋天的日子——当我们还住在那儿时，会在星期六下午兴致勃勃地去维罗纳高中观看维罗纳山人队打美式足球比赛，虽说往往输多赢少。散步时，草地上零星点缀着的小水塘里有什么东西吸引了我的注意力——我记不清是什么了。爸爸走在水边几步之遥的地方，而我则走到了小水塘边缘，不料脚竟在泥里打滑失去了平衡，一个趔趄摔进了水里。爸爸忍不住笑出了声。我也是。我一直是这么个笨手笨脚的人，而这次摔倒证明了有些事情并没有改变。我父亲以及我自己的沮丧情绪刹那间烟消云散。这是回忆中的一小段插曲，却是这次探视的高潮。

我记得的第二件事——一种行为——是我半夜醒来，看到我父亲站在我为自己在贝塞斯达公寓收拾好的另一间卧室的床前盯着我看。他目不转睛地凝视着我，让我惊慌不已，还将之记录了下来。我得先声明一下，我的父亲向来睡得不安稳。他睡得最舒坦的地方是在我们错层房子的楼下，一边坐在他最喜欢的、配有一个矮脚凳的焦红色皮椅里，一边看电视。每当周末，他就会愉快地踱步下楼梯，一屁股坐进椅子里，我们的爱犬托卡趴在他的大腿上，而我紧紧依偎在他的身旁。我会开他的玩笑，说他的两眼从目不转睛地盯着杰克·尼克劳斯——1960、1970 年代的"老虎"泰格·伍兹——打出一记小鸟球，到聆听美国全国广播公司播音员吉姆·麦凯的精彩解说时微阖，再到杰克·尼克劳斯获得他六座大师锦标赛奖杯中的一座时完全闭上。

当我还是个小孩子的时候，我总是觉得吉姆·麦凯或者帕特·萨莫雷尔[①]悄声解说时的声音很有意思。他们这么做并不是因为担心说话声太响会分散球员的注意力，毕竟他们又不在高尔夫球场上。我猜他们是在模拟现场观众所期待的安静氛围。我还记得，保龄球比赛的解说员也同样用过我们现在所谓的"内心的声音"。这也许是媒体渲染气氛的一种策略，或者更准确地说，是为了在保龄球比赛中帮助营造几分预期的戏剧效果。木瓶的碰撞声和观众的安静形成了鲜明的对比。总之，无论是在果岭上还是在球道里，解说员的柔声细语就像是我父亲的摇篮曲，每当他开始打呼噜时，我都会努力克制自己不笑出声来。

他的失眠，兴许是对病情即将恶化的预警信号？抑或是削

---

① Pat Summerall（1930—2013），美国电视体育解说员。

弱了大脑的防御，进而为脑细胞最初的失控埋下了祸根？事实证明，睡眠对大脑和躯体的健康都至关重要。我们都知道，睡个好觉后会感觉更好，而最折磨人的酷刑之一就是干扰一个人的睡眠。这有可能是因为大脑需要睡眠来保持健康。科学家们认为，我们睡觉是为了清除我们每个人大脑中都会产生的淀粉样蛋白。没有良好的睡眠，毒素就无法排出，并会积聚起来。相反，也有科学家认为失眠可能是大脑出了问题的一种迹象——是一种结果而不是一种原因，表明大脑的整体状况都受到了影响。睡眠不好可能意味着毒素蓄积已久（参见下一章中布鲁斯的叙述）。了解了这些学说，我回想起我父母在沃斯湖的卧室。那里看起来仿佛一片战场。我父亲不需要别人来给他施以酷刑。他的大脑已经够他受的了。早晨，我看到了床的模样。床单耷拉在床头板上。毯子被揉作一团、扔得到处都是。一些枕头得以幸免于难，而另一些则瘫在床脚，枕套半开半落。褥垫的一个角还留在弹簧床垫上，其余部分则斜挂在床沿边，贴到了地毯上。天知道我母亲是怎么睡，又是睡在哪里。或许这也是她忍无可忍，把父亲送进了养老院的另一个原因。

当我在贝塞斯达的美国国立卫生研究院附近那间漆黑的卧室里睡觉时，我感觉到有什么把我吵醒了。我并没有像以往那样胆小如鼠、惧怕黑暗中的不速之客，而是表现得仿佛一切都很正常。我记得我还跟爸爸打招呼，挽着他的手，带他回到他的卧室。一方面，我现在确信，我父亲那时盯着我看，是因为他不知道我是谁。另一方面，也许他知道我是谁，但想尽可能多地把我印刻在他的脑中，仿佛在他脑中塑造形象或记忆，以便不那么容易忘记我。一方面，我真希望自己当时问了他为什么盯着我看。也许他会告诉我他有多么爱我，多么想我。也许他会告诉我，他不认识我，于是我们可以为此抱头痛哭一场。没有“另一方面”了。我从来没有与父亲一起为他的疾病哭泣过。我为这份记忆的缺失而痛心疾首。

这趟探访的另一段记忆让我不禁觉得，比起认不出我或者抱着我痛哭一场，好让我告诉爸爸他病成这样我有多么的万念俱灰（尽管他终究会再次忘记），他一定还有更严重的问题存在。我敢肯定，他也不认识他自己了。我之所以这么说，是缘于我看到的一个行为。就在贝塞斯达的那间公寓里，我注意到爸爸频繁地把他的钱包拿出来又放回去。在周而复始地拿出来和放回去之间，还有另一个动作。他会拿出他的驾照——尽管他已经无法开车了，但他依然保留着它——以及他的医保卡和信用卡。把塑料卡片放回原位时他的手有点颤抖——也许是帕金森综合征的开始？但我不太关心这个，而是更关心他是否在寻找他的名字、他的身份，即“他是谁”的证明。他第一遍这么做的时候，我以为他是在检查自己是否把其中一张卡片放错了地方，想确认它还在不在那里。人人都会如此。第二遍，我知道事情没有看上去这么简单，因为他几分钟前刚检查过他的钱包。第三遍、第四遍和第五遍，我意识到自己正看着不想看见的事情。现在与我父亲的行为对应的，是我让自己后悔不已的另一个行为。我并没有温和地问他需要不需要我来帮他找什么东西，也没有给自觉无依无靠的他一个简单的拥抱，相反，我做了一件非常愚蠢的事情——我退缩到自己的理智世界中去了。

我的思维是如何完成这个高难度的“两周半跳加勾手三周跳”的？在此我需要稍稍回顾一下历史，并提供一些学术背景，以便讲清楚我的头脑是如何将父亲疾病的不可理解性转化进一个我能理解、能控制、不畏惧的思维框架的；换句话说，那是一个与我不能解释、不能控制、把我吓得半死的疾病完全相反的思维框架。我写下这些话来后发现，很显然，我当时一定是疯了。且听我说来。

如果你有幸能在1980年代攻读文学博士学位，那么你至少会修一门文学理论课，课程大纲中会有诸如“这门课里有没有文本？”[①]“作者是什么？”[②]“作者之死”[③]之类的标题。它们想表达的是，读者素来认为不变或真实的事物——无论是其手中捧着的那本书，还是写书的那个人——其实并非如此。我们所读的文本是由读者的理解所决定的因变量。作者不是文本的创造者，而是文本的因变量。注意此处有一种空缺的存在。“身份”这个词被包含在“身份证件”这个词中，而“自我”的概念则须在展演中才能得到充分理解，且处于持续不断的建构中。我喜欢质疑文学作品中那些被视为理所当然的方面——不论是我正在阅读的文本，还是它的作者。例如，爱伦·坡就喜欢剽窃。如果大段的篇幅都是从别人的作品中偷来的，那他的文字还算是他的

① “Is there a text in this class?”，可参考美国文学理论家、法律学者斯坦利·费什的同名著作。

② “What is an author?”，可参考法国哲学家、思想家米歇尔·福柯的同名著作。

③ “The death of the author.”，可参考法国作家、思想家罗兰·巴特的同名著作。

吗？在爱伦·坡写的唯一一部小说《阿瑟·戈登·皮姆历险记》中，身为叙述者的虚构人物皮姆，竟称身为小说作者的真实人物爱伦·坡为虚构的角色！虚构和非虚构的界限模糊、皮姆和爱伦·坡的角色互换、自我身份的解脱释放，使我久久沉浸其中无法自拔。文学理论真是令人兴奋而着迷。

在贝塞斯达，我目睹了父亲从他自己的身份中被释放出来的过程，而这一点也不令人兴奋和着迷。看着他的身份沦落为一张身份证件，我感到一阵反胃。当我亲眼看着父亲在他的钱包里寻找他自己时，我五内俱焚、悲痛欲绝。艾米莉·狄金森在她的诗《我的脑海里，进行着一场葬礼》中完美地描述了这种精神状态。狄金森的诗意葬礼是喧闹的，伴随着“踩踏–踩踏”（treading-treading）以及“敲打–敲打”（beating-beating）的声响。无论我如何想要掩盖住这振聋发聩的现实——父亲正努力提醒自己他是谁，我的脑袋里都始终乒乓作响。小说和诗歌呼啸着涌入我的脑海，因为我不忍心看到、听到或接受正在发生的事情。我父亲的病是如此吵闹可怕，威胁着我所知所爱的一切，以至于我下意识的反应是用我喜爱的声音——狄金森、艾略特、爱伦·坡——去竞争性地淹没它、抵消它。

除了一种声音——我无法掩盖它，而现在我也不打算再作尝试了。当时我们在德尔雷海滩的养老院里，父亲邋里邋遢。他曾是个爱整洁的人，他那一侧的卧室总是比我母亲那一侧的卧室整洁得多，他的拖鞋总是小心翼翼地放在床头柜下面；如今他却衣衫不整。离他的护工上一次给他剃胡子已有好几天了，但我怀疑是因为他无法忍受频繁的梳洗，所以胡茬又长回来了。

我父亲身上曾散发着老香料的气味，这个男人曾让我把他的剃须膏涂在脸上假装和他一起剃须；如今他的头发却油腻不堪。他刚过花甲之年，但面容却好似早已年逾九旬，看上去更像是他母亲那辈的人，而不似比他小两岁的我母亲。起初他的眼神空洞无光，但当我看着他时，我们的目光好像在沟通。我走进房间去给了他一个拥抱。而他却颤抖着，并不知道这个时候他的胳膊应该要抱住我。我握着他的手，说了些他肯定听不懂的废话，然后他发出了那个声音。

描述那个声音的医学术语叫“磨牙症”（bruxism）。这是一个奇怪的词，显然来自希腊语（*brychein*），意思是“咬牙切齿”。事实上，我小时候也有过磨牙症。当我在夏令营的时候，也曾有过这么一个磨牙的坏习惯，我的室友有时甚至会以为有动物钻了进来。我并不知道，也并不关心我为什么会磨牙。我只想谈谈我父亲的情况。磨牙症可能是紧张、压力、焦虑、沮丧和疼痛的信号。痴呆症病人有时会有磨牙症，而某些精神类药物（比如养老院给我父亲吃的那种）会使这种情况恶化。

咬牙切齿、气急败坏。在我和母亲去养老院看望父亲的那些年里，他听上去、看上去就是如此这般，以至于在每次短暂到不能再短暂的探视之后，我们都会想死，但一转身就去购物或下馆子。父亲的眼神看起来惊恐不已，紧接着他开始呼吸急促。他的嘴唇张开着，上下门牙却紧咬在一起，然后发出“嘘”“嘘”的声音。我对这个描述不甚满意，因为“嘘”听起来太像是让人安静的声音，而我听到的则不是这样。这声音很响，而我脑袋里的艾米莉·狄金森现在很安静，所以我可以听见它，然后用我自己的嘴唇和口腔学着发出这种记忆中的声音，再试着将其转换成文字。爸爸很害怕。他的身体无所适从。他的胸廓上下起伏。他的嘴微微张开，舌头困在原位，发出残留着唾液的“嘘”声，不断重复。声音中全是呼吸声，没有一丝语音。而在“嘘”的结尾有一种拉长的元音“噫——”。他的面容痛苦万状。他身体紧绷、束手无策。这个声音，便是痛苦。这是我父亲痴呆症的声音。

备受忽视且知之甚少的

以痴呆为结局的进展性认知功能下降是阿尔茨海默氏病的典型特征。事实上，包括阿尔茨海默氏病在内的几乎所有神经退行性疾病，都涉及认知、运动和行为的改变。对痴呆症中认知改变和运动改变的系统性分析，能使我们更加深入地认识了人类说话、理解、命名、记忆、规划、统筹、构想、空间定向以及执行复杂动作的机理。相比之下，痴呆症中行为改变的临床规律和解剖学基础却直至不久前仍备受忽视，且我们对其知之甚少。

这种忽视的原因多种多样，而且关系复杂，但它在很大程度上说明了科学和社会是如何区别对待两者的：对于认知和运动，人们是从脑部解剖学的角度来进行定位和划区研究的，而对于情绪和行为，则通过社交和心理学范式来进行分析解读。

当一个人在说话、记忆或运动方面出现困难时，他们会被怀疑患有脑部疾病，很快就会被转诊到神经科临床医生那里。相反地，如果同一个人的神经退行性疾病的最初表现是情绪障碍、精神失常、去抑制，或是极度的情绪淡漠，则会被转诊到精神科医生那里，而很少会被认为需要进行神经系统评估。事实上，在我加州大学旧金山分校的额颞叶痴呆患者中，超过一半的人最初被诊断为患有精神疾病（女性患者中的这一比例更是高达70%）。在明确行为改变的真正成因之前，他们通常会辗转于多个不同科室之间。

这一分裂的形成有其历史原因。在19世纪晚期，也就是精神病学和神经病学的发展初期，这两个领域曾融为一体。当皮克、费舍尔、阿尔茨海默、路易和雅各布等人的诸多重要发现问世时，就有神经精神病学家开始研究大脑和行为了。然而，到了20世纪初，这两个领域逐渐分道扬镳，神经病学主要研究能够明确病变部位的脑部疾病，如癫痫、卒中或脑肿瘤，而精神病学则主要研究无法明确病变部位的行为障碍，如精神分裂症、双相情感障碍和抑郁症。值得注意的是，如阿尔茨海默氏病、额颞叶痴呆、帕金森病、肌萎缩侧索硬化等神经退行性疾病介于这两个领域之间，而且现今依然如此。

这种分裂的影响是深远的。精神病学转向研究无意识，转向描述人们的行为和感受，而神经病学则不再将情感（抑郁、焦虑、内疚）或行为纳入自己的专业范畴。最终，这种分离在这两个领域都被证明是有问题的，因为精神病学系统性地抛弃了有望作为探寻病因及潜在疗法基础的脑部解剖学与生理学，而神经病学则摒弃了行为现象学的评估，忽略了大脑皮质 30% 的脑功能。

对以显微解剖病变为症状基础的神经退行性疾病来说，这种分裂尤其成问题。直到不久前，这些细微的病变都还无法在病人的有生之年准确测定，许多症状也都被忽略了。然而这种情况正在改变：研究证明，帕金森病和阿尔茨海默氏病通常以情绪问题、焦虑症状或睡眠障碍为首发表现，那是因为脑干以及其他产生并控制情绪、焦虑和睡眠等功能的大脑深部结构正在发生退行性改变。同样，在额颞叶痴呆中出现的不恰当社交行为（去抑制）、情感淡漠、强迫行为和贪食行为，是由于对社交行为调节至关重要的额叶和前颞叶以及基底节区域正在发生退行性改变。因此，在了解了疾病的解剖学基础之后，我们就明白了为什么原本健健康康的人会去捡食别人盘子里的残羹冷炙，在会议上发表不适宜的评论，触碰甚至抚摸陌生人，或者从垃圾桶里翻找饮料喝。此外，通过加州大学旧金山分校的杰西卡・希门尼斯（Jessica Jimenez）和马赞・凯尔贝克（Mazen Kheirbek）的研究，我们了解到，小鼠的海马体中有一些细胞与下丘脑中负责控制焦虑的深部结构相连接。这一发现从新的角度揭示了阿尔茨海默氏病中焦虑、易怒和激惹的存在。也许焦虑不仅仅是对失忆的反应。也许这实际上就是海马体功能障碍的表现。测定情绪和行为对于早期诊断乃至早期治疗至关重要。同时，这些改变也有其特定的治疗方法。此外，接受“异常行为是由大脑病变引发的”这一事实，可以减轻家庭的压力，避免他们因所发生的事情责怪自己或患者。

杰瑞一开始以语言和其他认知症状起病，但随着疾病不断进展，他也出现了悲伤、易怒、激惹和磨牙症。我们很难知道杰瑞的悲伤、易怒和激惹在多大程度上是他对所处困境的一种反应，又在多大程度上是由阿尔茨海默氏病所致的脑部改变本身引起的。我们倾向于通过各自不同的视角和见解来阐释行为。对心理学家来说，杰瑞的抑郁可能会被解读为因缺乏养育而向父母释放长期压抑的怨恨。对一个有同理心的子女来说，悲伤可以理解为杰瑞意识到了他的认知损害；而对在杰瑞有生之年里对他缺乏同情心的孩子或亲属来说，易怒可能被描述为常年的基础负面特质的一时放大。对于一个不相信药物的人，杰瑞的行为可以解释为他服用了控制行为的药物。最后，对一个狂热的宗教人士而言，精神症状可能是由于杰瑞与上帝之间不完美的关系引起的。即使在同一个家庭中，阿尔茨海默氏病的行为也可以通过许多不同的角度来看待。

事实上，这些观察和解读痴呆症行为的方式，就如同日本电影制作人黑泽明所拍摄的电影《罗生门》中那般，目击者、参与者和受害者都以不同版本描述了犯罪案件的经过。阿尔茨海默氏病就是一桩对大脑的犯罪，但在众多解释中，哪一种才是最准确的呢？没错，我们都会有深埋于无意识层面的心结，总有一两个不够友善的特质，要么对精神活性药物没有反应，要么与造物主的关系不够完美，即便罹患了痴呆症，我们也会反思所患疾病对自身幸福感的影响。然而，作为一名行为神经病学家，我对这些解释是否真正抓住了痴呆症患者行为异常的原因和特质表示质疑。也就是说，当某人出现记忆或语言问题时，我们从不提出心理学假设。通常我们会认为：这是大脑出了问题。

我的老师弗兰克·本森有一句简单的教诲："性格或既定行为模式的改变，意味着大脑发生了改变。"虽说我们从未听闻杰瑞曾和辛迪严肃讨论过他对彼此未来的顾虑或希冀，但他在疾病的早期就已经变得郁郁寡欢。假设他罹患的是癌症（哪怕是晚期——只要没有侵犯到他的大脑），我们反而可能会对他们关于这些议题的严肃讨论有所耳闻。于是，所有抑郁的表现都反映在辛迪的见闻上。这些讨论没有发生的原因可能是多种多样的。例如在 1980、1990 年代，普通家庭倾向于将讨论痴呆症视作一种禁忌。我还怀疑是否存在患者对所患疾病的缺乏意识或否认——神经病学家称之为"病觉缺失症"（anosognosia）。病觉缺失症常伴发于神经退行性疾病。行为变异型额颞叶痴呆尤其显著，但阿尔茨海默氏病也会出现这种情况。我们从脑卒中相关的文献中了解到，病觉缺失症常见于右侧半球病变的病例中，无论病变位于额叶、颞叶还是顶叶。从辛迪动人的故事中我们得知，杰瑞的左右顶叶都存在功能障碍。

否认患病会让家人与至亲心如死灰。它阻碍了真诚的交谈，会导致患者拒绝服药，并让他们自以为有能力驾驶车辆，或有能力处理账单和法律文件。我认为，在杰瑞患阿尔茨海默氏病的整个过程中，病觉缺失症一直或多或少地伴随着他。虽然这种否认是疾病负担的一部分，但对病人来说，它可能淡化了疾病的悲剧，让他们继续相信他们的生活还是正常的，或者至少没有那么力不从心。

随后我们听说有几次激惹发作，例如从墙上扯掉水槽。当我们想到杰瑞以这种反抗行为来对他的境遇表示不满时，我们会露出钦佩的微笑。然而这个故事表明，对养老院员工而言，一旦杰瑞的病情恶化，他就会变得十分棘手，甚至可能具有威胁性。在阿尔茨海默氏病的中晚期阶段，妄想、幻觉、易怒和激惹这些大脑中行使攻击和防御等本能行为的原始功能，往往会因为高级认知功能的消除而占据主导地位。

为此，杰瑞遭受了大剂量的药物治疗。辛迪是对的：开药的目的通常是使患者易于管理，而对他们的意识、渴望、认知和运动的负面影响则漠不关心。这些药物是有可能致命的。几乎可以肯定的是，杰瑞被过量用药了。在 1980 和 1990 年代，抗精神病药的开具是严重过度的，而即便在今天也是如此。很不幸，治疗痴呆症行为的科学还处于起步阶段，我们已经了解到，大多数时候我们使用的药物都是无效的，甚至还有更糟的情况。这些都是在试错，而所试的往往是错误的。在太多的情况下，治疗被迫以患者认知、运动和行为的钝化等副作用为代价。在更为精细的治疗方案出现前，有时我们别无选择。

我们往往会忘记，像杰瑞·温斯坦这样杰出的一家之主给一个家庭带来了巨大的自豪感，他们的身份认同在很大程度上来自他的智慧、教养和总体社会地位。杰瑞在疾病晚期发出的“嘘”声是如此令人悲哀、令人不忍地真实。我们都理解，辛迪目睹并经历这样一个了不起的男人走到如此境地，她一定难受至极。这声音是杰瑞痛苦的象征，也代表了他在这个世界中社会地位的下降。当像辛迪这样的子女怀着深切的同情和敬仰，眼睁睁地看着父亲遭受这般毁灭性的衰退时，他们的世界地动山摇、无可挽回。与如此真实的悲剧相比，即便是写得再精彩的剧作小说也相形见绌。

2004年，我的父亲——一个乐善好施、见解独到、颇具人文情怀、致力于服务医疗设施贫乏人群的学术型精神病学家——在右侧顶叶处发现了一枚恶性脑肿瘤。确诊时他已年近八旬，但他的创造力和活力依然超乎寻常、无可匹敌。那时他是海港－加州大学洛杉矶分校医学中心（Harbor－UCLA Medical Center）的精神科主任，并负责监督洛杉矶的精神健康情况。爸爸有很多崇拜他的朋友、他帮助指导过的人。许多人震惊于他患病的事实，而另一些人则渴望给予帮助。让爸爸有点沮丧和惊讶的是，当他即将移交权力时，一些“朋友”很快就人间蒸发了。我、妈妈、我的兄弟姐妹、我们的大家庭，还有几个朋友组成了他的支持团队。当爸爸病得很重时，我们还聘请了来自菲律宾的看护拉里来帮忙。至于爸爸的主管医生、临终关怀团队等，唉，至今仍让我体味着苦涩。我想我未曾原谅过他们。

在确诊后的几个月里，我父亲继续保持着他特有的开朗乐观和积极向上的态度。他继续工作着，拼命地把事务安排得井井有条。然后，他的体能开始衰退，精神上也出现了微妙的变化。我意识到，爸爸再也无法像过去那样为我提供咨询建议，也无法在积极心态和乐观精神方面继续做我的榜样了。爸爸变得沉默寡言，甚至忧心忡忡。我想他或许有些抑郁，但我不太确定。毕竟他从不抱怨自己的情绪或处境。用餐时，爸爸也十分安静，哪怕是为了庆祝和应该热烈讨论的场合，他也只说些关于食物的客套话。仿佛有一大片乌云笼罩着他们那间坐落在加利福尼亚圣佩德罗的悬崖上、俯瞰着大海的小屋。很快，爸爸的左侧肢体就不听使唤了，需要借助轮椅才能行动。

我记得那是一个阳光明媚的星期六早晨，我和妈妈、爸爸去雷东多海滩找妈妈的发型师。我把父亲推进一家美容院，这感觉很不自然。我们点头朝店里的人打招呼。在匆匆瞥了爸爸一眼之后，所有的注意力都转移到了我身上。爸爸向来都是目光汇聚的焦点，如今他却被视若无睹。

我把爸爸从美容院推出来，朝海边走去——那是他和妈妈曾经居住并且相爱的地方。一路无言。我陷入了深深的思绪，而爸爸只是注视着前方。当我们靠近大海时，我忍不住悲伤，号啕大哭起来。好几分钟我都无法自已。我抚摸着爸爸，这对我来说很不寻常，我们从来没有拥抱过。他回头看了看，但还是什么也没说。我们又回到美容院去接妈妈。我的眼泪代表着我意识到，我所爱的世界已无可挽回地改变了。一切都无可挽回。

我从没见爸爸哭过，我自己也不常哭。事实上，这种情况在我成年后屈指可数。1967 年，我的外祖父赫曼即将去世，那时我十八岁，我的女朋友来我的大学看我。我们从高中二年级起就在一块儿了，但后来渐渐疏远。当我们讨论起我外祖父的时候，我情难自禁，涕泪纵横。我哭得太厉害了，以至于鼻血在灰绿色的宿舍地毯上淌了一地。我们试着用浴室里的纸巾擦干血迹，但我敢肯定，那些污渍永远地留在那块地毯上了。1985 年，我和哥哥从洛杉矶飞回印第安纳州去看望我的祖父威廉·米勒，当时他即将因复杂的病情缠身而离开人世。我们俩十分亲密，在我上医学院之前，爷爷就为我支付了大学理科培训的费用。在去看望爷爷那会儿，我刚好处于住院医师培训的完成阶段，生活正面临着巨大的不确定性。我们躺在飞机的前排座椅上。当我听见狄昂·华薇克唱着《那就是朋友相处之道》时，眼泪不禁夺眶而出。整个机舱前部的乘客似乎都盯着我。哥哥也惊愕地瞪着我。

哭泣是一种由自主神经系统协调的脑干反射。面部肌肉以一种特定的方式收缩，眼泪从泪腺释放，心率和排汗增加，呼吸减弱。通常，哭泣之后悲伤能得到化解。虽然哭泣是一种基本的反射，但触发因素很复杂，牵涉我们广泛的大脑皮质。想到即将失去一位在我生命中至关重要的亲人，我不堪重负、潸然泪下。我为亲情、亲人和生命的消逝而哭泣。在《哭泣》这首歌中，罗伊·奥比森为一段逝去的爱情而歌唱："而后你对我说再会 / 丢下我孤独依旧 / 我独自哭泣。"

随着年龄的增长，那些侵害大脑并缓慢进展的疾病会袭来。我们会因此失去那些保护我们、影响我们最深的人，比如配偶、父母、祖父母、朋友，有时甚至是孩子。这些人对我们的世界——我们大脑中的世界——特别重要。我们知道，同样的恶化和损失的过程也可能发生在我们身上。我明白杰瑞的声音是如何成为辛迪"失忆"的导火索和催化剂的。如果她当时曾哭泣过的话，或许受打击的程度会有所减轻，她也就能更早地重拾这些回忆。这是她人生中一个篇章的终结。我感到很幸运，我们都应为此感到幸运——她勇于（为我们）重拾这份回忆。我们都有需要重拾的回忆。

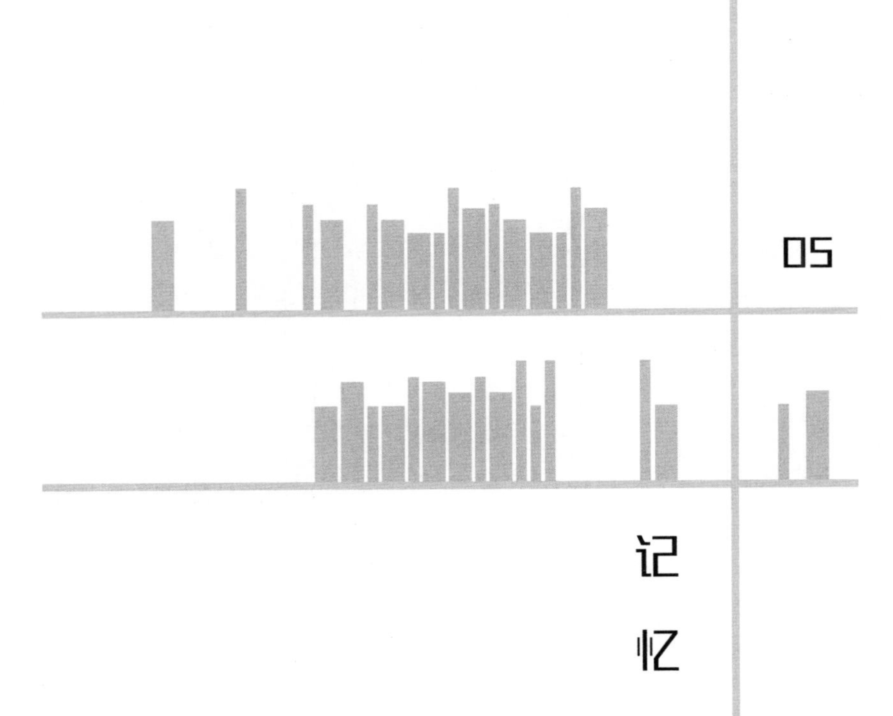

05 记忆

缅怀：杰瑞·温斯坦

大多数小说都是回顾性地叙述的，也就是说，它们都采用了叙述往事的口吻。叙述者（有时是主角，即主要人物）回顾过去，并告诉我们所发生的事，例如查尔斯·狄更斯笔下的大卫·科波菲尔或奥利弗·崔斯特的种种经历。故事情节由主角在青年时期发生的关键事件所组成，这些事件决定了他选择或未能选择的人生，从而塑造了我们所读之人的形象。这些事件通常包括失去单亲或双亲（或失而复得，就像《雾都孤儿》中那样）、被收养、接受教育、坠入爱河、失恋。总之，就是人生大事。这些关于主人公成长并行走于世界中的故事，构成了一种被称为“成长小说”（bildungsroman）的文学流派。要让这种文学流派得以成形，就必须有人——也就是主角或者叙述者——记住过去。当我父亲失去记忆与说话的能力时，他就失去了讲述自己过去的能力。阿尔茨海默氏病是一种解构性的疾病。如果我父亲没有生病，他一定会告诉我许多他自己的往事以及与我们有关的往事，而如今这些往事已随他一起永远地离开了这个世界。我记忆中的往事——他失忆前我们共同经历的那些往事——也消失不见了。我得瞧瞧我还能否找回来。

在父亲生病之前，我自己的成长小说——或者说从童年到成年的旅程——最亮眼的部分应该包括：参加夏令营，上钢琴课，去佛罗里达看望我的外婆萨拉，十来岁的时候多次独自一人前往洛杉矶拜访表亲，还有一次厌食症发作。除此以外，还有一些引领我爱上字母和单词，进而爱上文学的陈年往事。比如，放学后和我母亲一起玩填字游戏。我们要花很多时间玩《纽约时报》上的填字游戏，尤其是在星期日，而且那是在谷歌出现之前很久，这意味着周末要花一整天的时间查阅大量字典、百科全书和地图册那些显然与我们的现实世界没什么太大关系的资料。我母亲坚持让我先读狄更斯的小说，然后才允许我读埃里奇·西格尔的《爱情故事》。我哥哥浴室马桶背后的书架上有两本书——一本我怎么也读不下去的《霍比特人》，以及一本我能够读下去的《麦田里的守望者》。我还会去我姐姐就读的普林斯顿大学图书馆做初中作业（她比我大将近九岁），沉浸在那片书本的海洋中，以及热爱阅读的人们所营造的那份宁静中。我十六岁那年在安多弗菲利普斯学院暑期班学习了六周，其间我上了两门文学课，阅读了十二本书，从此确定了这就是我想要的人生。那年秋天，我第一次阅读了《白鲸》（有谁会写一本关于独腿船长追逐白鲸的书呢？），我哥哥还让我知道了鲍勃·迪伦（有谁会写一首关于豹皮圆筒帽的摇滚乐歌曲呢？）。从此，一切都改变了。

文学是一种手段和方式，让我尝试多种不同的身份，让我在与他人的关系中定位自己，让我找到自己想要拥有的世界，同时阅读外面的另类世界。在进阶英语课程中，辛克莱·刘易斯的《大街》——一个关于郊区的标志的故事——让我明白了我的家乡新泽西州维罗纳是多么的无聊。我读了阿尔贝·加缪的《局外人》，那是一个法裔阿尔及利亚人（看似）毫无意义地杀害一个阿拉伯人的故事，于是我成了一名存在主义者。我读过凯特·肖邦的《觉醒》，那是一个富裕但极度不满的已婚女子最终投海自尽的故事，于是我关注到了19世纪风格的女性主义。欧仁·尤内斯库那个讲述一群犀牛在小镇上奔跑的戏剧《犀牛》将我变成了一名荒诞主义者。至我开始上大学之时，我已经情难自已、无可救药地爱上了文学。因此，当我的一位教授在讲授荷马的《伊利亚特》时，大声喊出那个意为领悟或顿悟的希腊语单词 *anagnorisis* 时，我就像那短片里披头士唱着《我想握住你的手》时那些狂喜的女孩一样。

那是在我父亲被诊断出患有阿尔茨海默氏病之前。在那之前我喜欢文学。我之所以这么说，是因为很难记起过去发生了什么。事实上，当父亲病得严重到无法再和我通话或当面交谈时，我觉得过去发生的一切都被抹去了，未来将要发生的一切也会消失，唯一的问题是需要多久才会彻底不记得。这是一场对抗时间的疯狂赛跑。可是一个人为什么要为记忆而赛跑？这根本就说不通啊！赛跑是向面前的方向迈进，记忆是向背后的方向回望。实际上，这意味着不会再有什么新的东西出现——

不会再有新的回忆可以创造——因为他无法记住现在发生的事情，更不用说未来了，所以只留下过去。阿尔茨海默氏病把这一切都搞得一团糟。

这个关于大脑受到阿尔茨海默氏病攻击的类比并非我个人原创，而且可能在医学上是错误的。我知道科学家们看到了斑块和缠结。但我想象着一种逐渐侵入的黑暗，最终遮盖住了一切，有点像我奶奶得的黄斑变性。这种损害视力的病症首先累及患者的视野中央，然后逐渐向外辐射，直至视野周边也完全受损。届时，视物会变得越来越模糊，直至完全失明。先验哲学家拉尔夫·沃尔多·爱默生在他 1836 年的文章《论自然》中阐述了“我们如何在森林里回归理性和信仰”。他写道：“在那里，我觉得生命中不会降临任何不幸，不会有耻辱，不会有灾难（只要我还拥有我的双眼），大自然可以修复一切。”基于我喜欢寻找结构相似性（无论它是否真的存在）的倾向，我不禁猜想：黄斑变性对眼睛的影响，可能与阿尔茨海默氏病对大脑的影响如出一辙。倘若事实果真如此，并且若能允许我在失去视力和失去认知能力之间做出选择（上帝你在吗？是我，辛迪），我会选择前者。

回到前面提到的那个类比。哲学家约翰·洛克在 18 世纪早期提出过这样一个观念：心灵就像一块等待着被经验和知识填充的空白石板，这些经验和知识将组成人们的生活，成为人们的记忆。由于我是一名出生于 1960 年的教师，我想到的是一块黑板。想象你身处一所学校，正走进一间刚上完数学课或英语课的教室。黑板上的板书还没擦去，到处都是符号和文字。我爸爸的头脑就像这么一块黑板（或白板），写满了等式和单词——也就是记忆。然后阿尔茨海默氏病就这样出现了，拿着一块黑板擦抹走了上面的每一串数字、每一个单词——每一份记忆。只不过，要完全擦去那些板书——那些记忆、情感和健康——是个经年累月的漫长过程。更诡异的是，这种疾病有个惹人厌的怪癖，那就是在它把脑中的数字和单词完全抛到九霄云外之前，它会先把它们篡改得面目全非：病人不是拼错了这个单词，就是算错了那个数字。我父亲在他患病的早年间已然感觉到一些不太对劲的苗头，因此他每时每刻都在面对自己能力下降的事实。有时他会恳切地问道："我这是怎么了？"有时他会断定："我有点不对劲。"可我们又没法告诉他实情。但即使我们告诉了他实情，或许没等到他作自我了断就已经忘了那回事。

这些痛苦已经够大家受的了。而在某些时候，单词也没有拼错，数字也没有算错（莫非疾病休假去了吗？），但事实并没有这么简单。那只是这场毁灭万物的袭击中一次短暂的停火。在黑板上写满字，需要耗费五十多年的时间。而擦掉上面的所写的内容，只消花十五年左右的时间。然而，擦去字迹以后留下的并非光洁如初、等待着填上新一轮记忆的白板。绝非如此。这块白板的支架折了，表面被砸得破碎不堪，再也没法在那上面写字了。如同滥伐后的森林，寸草不能再生。好比花园里的水管上破了个洞，水无法流到目的地，使得它曾经浇灌的草木干涸至死。这原先是个有趣的哲学概念，用不断增添内容的白板来形容被生活和记忆所丰富的头脑，而今这个过程完全逆转了过来。这是一个随着时间流逝而变得逐渐空白的头脑。至于这个过程需要多久，谁也说不准。

在我父亲失去记忆的同时，我仿佛也失去了我的记忆。当然不是所有的事情。我记得有一次在姐姐家，我向父亲演示了如何切甜瓜。当时他站在厨房里，想帮忙准备食物，却忘了怎么用刀。后来母亲因为我找到了爸爸也力所能及的事情而称赞了我的耐心和智慧。

我还记得有一天，我们坐在沃斯湖的那个唐恩都乐里的高脚凳上，他记不起他前一天做了什么，所以我们聊起他几十年前做的事，我告诉他说他是一个多么好的父亲，这永远不会因为他记不起事情而改变。我仍记得在西棕榈滩机场下飞机时，胸口如坐着一头大象般的那种压抑感，随时做好父亲认不出我的心理准备。不过，我所担心的事那天并没有发生。当然，我还记得那些在当时看来成为我救命稻草的东西：作者、时间节点、人物角色、我学位论文的论点，等等。我越是沉浸在已故作家及其笔下虚构人物的人生和情节中，我对父亲的悲伤就越淡。我以为这很好，毕竟痛得不那么厉害了。

但实际上，被抹去的是我关于父亲罹患阿尔茨海默氏病之前的记忆。且不论是出于讽刺还是人来疯，让我们姑且叫它“B. A. D.”——“阿尔茨海默氏病之前”（Before Alzheimer's Disease）。说这是人来疯，是因为我对许多糟糕的（bad）事情都记得非常清楚。反而是美好的往事——那些阿尔茨海默氏病之前的往事——难以记起。原因很简单。我把它们埋藏起来，这样我就找不到它们，想不起它们对我的重要性了。我将这些无价之宝尘封起来是因为它们既珍贵稀有又不复存在了。毕竟，以这种方式痛失父亲，使我既无法，也不愿回想起我究竟失去了什么。于是我投身到文学作品中寻求庇护。多年来，文学（和文字）成为了（并将一直是）我的一条逃生通道与一介托辞，让我得以承受失去父亲的伤痛，不至于彻底丧失心智。有了小说，我便可以沉浸在他人人生的悲欢离合中，这样我就能从我自己人生的悲欢离合中解脱出来。我可以无视在我脑中挥之不去的层层阴霾，而去专注于一个情节、一个人物、一个单词。在父亲生病之前，我这么做是因为我对它充满了热爱。在他生病之后，我这么做的原因变得更加复杂了。

他病了很长一段时间，他去世至今又过了很长一段时间，在这过去的数十载中，我一直忙着结婚、生子、写书，以及试图回到父亲失智的那些岁月，并搞清楚自己是如何熬过这一切，而没有从屋顶上纵身一跃。我做错了哪些事？太多太多，写不进一本书。我做对了哪些事？每周给他写好几封信——这一点我很确信，因为即使他看不懂，他也会小心翼翼地把它们藏在床边的抽屉里，好像它们是他不想失去的珍贵物品。我但愿能重做哪些事？没一件，或每一件。在这个过程中，我越来越无法把他从疾病中剥离出来。毕竟在他的大脑分崩离析之前，他已经活了五十年左右（我不确定最初的症状是什么时候出现的，但我肯定我对此知之甚少，毕竟母亲不愿意告诉我），而我认识他已有将近四分之一个世纪。

文学是否给了我足够的工具，帮助我翻越那侵蚀记忆的疾病垒筑而成的层层高墙？就我的情况而言，这疾病不仅摧毁了病人的记忆，还有健康的旁观者的记忆。我能穿越那段从父亲确诊算起的痛苦往昔，重返曾经的灿烂时光，想起我如此爱他的原因吗？毕竟，要充分体现出我对父亲深切的爱，以及失去他时的悲伤，就必须找回我那健康的父亲，让作为读者的你知道他生病前是怎样的人。我现在就要试着这样做。我能在这里像我热爱的小说所做的那样，为你创建出父亲的形象，或者更准确地说，重建出我记忆中的他吗？这应该比小说家所要做的更容易，因为我爸爸是真实存在的，我不是在凭空捏造一个人以及关于他的记忆。在 1855 年版的《草叶集》（直至 1892 年去世前，惠特曼始终在不断修改《草叶集》）中的《自我之歌》一诗的结尾，沃尔特 · 惠特曼写道：

> 如果你一时找不到我，请不要灰心丧气，
> 一处找不到再到别处去找，
> 我总在某个地方等候着你。①

读着这些诗句，我仿佛听到父亲在呼唤我，督促我“不要灰心丧气”，规劝我继续“去找”，提醒我（很久以前）他在某个地方停留下来，因而我也应当停留下来，因为他在那里“等候”着我。在我看来，他并非因为我“找不到”他而生气。他能料想到，我甚至都没有勇气去尝试——我花了整整三十年的时间来尝试。

问题是自从爸爸得了阿尔茨海默氏病，一堵高墙便耸立了

① 引自《草叶集》，惠特曼著，赵萝蕤译，重庆：重庆出版社，2008 年，第 121 页。

起来；也许是我自己筑起了那堵高墙，我说不清应该算是哪种情况。但无论如何，它挡住了我的视线，让我无法看到爸爸。我对他健康时的记忆也开始逐渐淡去：他以前会每天在维罗纳公园慢跑五公里，会骄傲地穿着淡蓝色休闲西装，会在下班回家时逗我开心，会在周末带我去威尔士农场吃冰淇淋，会在教我开手动挡汽车时对我换挡不踩离合器而感到不耐烦。回想起我父亲生病前的样子会使我愈加伤心，以至于忘记他曾经也健康过竟反倒会让心里好受些。

现在，我想试着攀爬上那堵高墙，捞回那些记忆，这样你就能认识那个生于 1927 年 3 月 16 日，死于 1997 年 8 月 12 日的杰瑞·温斯坦；但事实是，我从来都不擅长攀爬。我的躯体力量向来不怎么样。在 F. N. 布朗小学的体育课上，当其他孩子能够紧紧抓住绳子、扭动身体，然后顺势爬上体育馆的天花板时，我只能满怀羡慕与憧憬地望着他们（*也许这次我能做到*），然后试着模仿他们，但总是以失败告终。长期以来，我转不了呼啦圈也同样归因于我羸弱的躯体。尽管如此，我还是很确定，我的精神力量已经足够强大——至少目前如此——我终于做好准备爬上墙头，对那个与父亲逐渐丧失心智的往昔截然不同的过去一窥究竟。也许现在它没那么疼了。就算疼，也许我已变得足够坚强，能承受得了。所以，让我来找找看我那健康慈爱的爸爸。

* * *

我不知道他成为一名了不起的父亲是努力为之，还是生来就具备这等天赋，但不管怎样，他实现了现已为人父母的我努力想要达成的目标：成为孩子想要的父母。我在一本关于19世纪的美国文学如何描绘家庭的书中提到了这个观点。我发现，基于选择而组建的家庭，比一个人的原生家庭更令人满意。在一部又一部小说中，孩子们不得不寻找新的父母，因为他们的亲生父母通常在第二章就去世了（毕竟故事发生在19世纪，那时人们的寿命比现在要短得多，人们通常活不到能患上阿尔茨海默氏病的年纪）。那些在小说世界中存活下来的成年人收养了别人的孩子，当然，前提是这些孩子没有死于不治之症。具有讽刺意味的是，养父母往往比生父母更好。从生物学的羁绊中解放出来，才会让人们成就最好的自我。当然，我不想（我丈夫也不想）像这些小说中那样为了解放我的孩子而死，但我试着做我认为是次好的事情。我会想象自己是一位母亲，尽我所能以正确的方式爱我的孩子（给他们自由，不纵容他们放肆，爱他们本来的样子，鼓励他们成为最好的人），这样他们就会指着我说："我要做那个人的孩子。"

我也完全可以指着我爸爸说同样的话。身为一个既接受过解构主义文学训练又因循守旧的爸爸的乖乖女，我接下来要说一些对我父亲印象最为深刻的事情。这些事情看似按时间顺序排列，但也不完全是，而是意识流形式呈现的，这种形式受到弗吉尼亚·伍尔夫、詹姆斯·乔伊斯，当然还有威廉·福克纳等小说家的青睐。不仅如此，诗人也爱用它。1955年，著名的垮掉派诗人艾伦·金斯伯格在伯克利写了一首名为"加州超市"的诗。他想起了19世纪他的诗人前辈和创作源泉——沃尔特·惠特曼。在这首诗中，金斯伯格想象惠特曼向杂货店的男孩们提问："谁剔出的猪排骨？香蕉售价多少？/你是我的守护神吗？"还真有点意识流的味道。惠特曼的诗充满了滔滔不绝的意识流。文学评论家称这些意识流为"目录"（catalog），这个术语来源于荷马的《伊利亚特》第二卷中的史诗般的航船目录，其中用二百五十行诗句列出了即将与特洛伊开战的希腊航船及其首领的名字。在《自我之歌》这首诗中，惠特曼以列举事物、人物、经历和幻象而闻名。以下是我给爸爸所列的"目录"。

1984/2/22

亲爱的辛迪：

昨天收到了你的来信，我准备把你寄给我的支票存到你的账户里去。能有像你这样尊重父母多年来为他们所做一切的孩子，真的让我很感动，也觉得很幸运。

请用这些钱给你自己买些东西。

感谢如此这般的你。

给你我所有的爱，

爸爸

杰瑞给辛迪的信，1984 年 2 月 22 日

爸爸身上有一股老香料的味道。他最喜欢的酒精饮料是伏特加兑西柚汁。他喜欢咖啡蛋糕。当人们问及他的名字时，他总说："是'杰拉德'，不是'格拉德'。"[①] 他口哨吹得非常棒。星期一晚上，我会和爸爸一起去银行。我一直不明白为什么他有一些叫做"圣诞俱乐部"的账户，毕竟我们并不庆祝圣诞节。有时候我很走运，我们可以在银行做我最喜欢做的事——进入金库。掌管金库的女士会打开它的大门，里面会有一排又一排狭窄的抽屉，每个抽屉里都装着某人的特别财产。爸爸和那位女士各拥有一把对应我们抽屉的小钥匙，两把钥匙一起才能打开这个属于我们家的抽屉。一个长方形的盒子会被取出，爸爸会往盒子里看去。我只是望着这一切默不作声。房间里的肃穆以及爸爸看文件时庄重的态度让我相信这些东西的确相当重要，而肃静则是对其最恰当的回应。

当我还是个小女孩的时候，我喜欢坐在他的腿上（他则坐在他的红色大皮椅里）看体育节目、电影，以及电视剧《联邦调查局》，真不敢相信甚至还有《60 分钟》。出于某种奇怪的原因，我清楚地记得《联邦调查局》里的一段情节。坏人剪断了房子外面的电话线，里面的人被困住了，不能报警（这是手机问世的数十年前）。我想不起这部剧的首席侦探小埃弗雷姆·津巴利斯特是如何救出他们的，但在我的整个童年时期，我都假想着家里的电话线被剪断，不得不躲在烘干机里的情景，希望坏人不会找到我。我记得我还希望自己能回想起剧中联邦调查局是如何救出了这个家庭的，否则我就有可能死在烘干机里。

爸爸会听我练习弹钢琴，如果我弹错了音符，他就会立刻

① Jerald, with a J, not a G.

指出“错了”，仿佛我意识不到自己犯错似的。爸爸有时会要求看我写的作文。我记得我们俩坐在客厅里那张丑陋的绿色沙发上，他浏览着我初中上英语课时写的一篇作文，并大声朗读了其中一句话。句子的具体内容当然已经从我的记忆中消失了，但是句子的结构、我犯的错误以及爸爸的纠正一直陪伴着我：“辛迪——一个来自新泽西州维罗纳的女孩——她养了一只名叫托卡的法国狮子狗。”我爸爸的声音预兆着我以后会用红笔批改学生的卷子。他说：“这儿不该有‘她’这个字。”就是这样。我敢肯定我再也没犯过那样的错误。

爸爸对我们都很严厉。出于某种对从众心理的反常认同，有一天他决定让我像所有其他1960年出生的美国孩子一样吃花生果酱三明治，尽管他不喜欢，我也不喜欢。我记得我坐在桌边，对着三明治（当然是用松软的白面包做的），一边啃着边缘，一边盯着时钟。大约一个小时后，爸爸走进厨房，眼看这次他赢不了，便认输了。他还认为我们应该吃蔬菜冷冻包装里妈妈用来炖牛肉的可怕青豆。结果和花生果酱三明治如出一辙。有一个1970年代初的趣事，爸爸教我哥哥如何侧方位停车，因为要拿到驾照就必须知道如何侧方位停车。车管所把交通锥的间距设为七米半（我认为这个数字是合理的），但爸爸决定把交通锥的间距缩短一些，这让我哥哥更难掌握它的窍门，可是一旦他掌握了，通过这部分考试就容易得多。我记得哥哥拿着驾照回家，说侧方位停车考试有多么容易，他这才知道爸爸故意把两个交通锥放得更近了些。爸爸有很高的期望，但实际上，他只希望我和他爱的每个人都开心。当还是个青少年的我郁郁寡欢的时候，他会问我:“你为什么不再微笑了？”我那时真的回答不上来。

还有，当我的姐姐和哥哥拿到了斯莱和斯通一家乐队的演唱会门票时，他吩咐他们也给他自己搞了一张。他不希望他们在对突如其来的——不论是气味上的还是其他任何形式的——危险没有任何防备的情况下在麦迪逊广场花园听《我想带你飞得更高》。按照他们的说法，除了我父亲之外所有的观众都起立跟着音乐尖叫，而我父亲则静静地坐着，警惕地环视四周。他喜欢《顺其自然》里约翰开始尖叫之前的那部分。[①] 1960 年代，在他开始告诉人们他反对越南战争的同时，他一改在第二次世界大战期间服役于海军时就一直留着的平头，蓄起了长发。他吃了很多维生素和补品，在阅读了一篇关于给牛使用抗生素的文章后就不再吃红肉了，每天在维罗纳公园跑五公里。我爸爸小学时代的朋友哈奇叫他上车把着方向盘，他就学会了开手动挡。他年轻时吸了很多烟，直到开始咳血后就把最后一包烟丢出车窗，戒了烟。法兰克·辛纳屈是他最喜欢的歌手。他不喜欢平·克劳斯贝（我想这可能和《白色圣诞节》有关）。他不喜欢妈妈和外婆萨拉打电话的时候突然开始说意第绪语，这让他感到蒙受了冷落。他喜欢亨弗莱·鲍嘉和詹姆斯·卡格尼的电影。索菲亚·罗兰是他心目中的完美女人。他痛恨虚伪的人。

---

① 约翰·列侬（John Lennon，1940—1980），著名英国歌手、披头士乐队成员。此处的《顺其自然》（*Let It Be*）或指 1970 年披头士乐队的纪录片而非同名歌曲（因歌曲或 MV 中并无尖叫部分，而纪录片则以柔缓的钢琴曲开篇，随后不久便出现了列侬“尖叫”的镜头）。

他和菲利普·罗斯念的是同一所学校——纽瓦克市的威夸希克高中（Weequahic High School）。这所学校对我来说并没有太大意义，直到我读了罗斯的书，从内心更深刻地理解了我父亲对种族和对反犹太主义的感受，以及我父母对罗斯的不信任——这在那些觉得遭到罗斯对他们的刻板描述背叛的犹太家庭中并不罕见。2018 年罗斯去世后，一篇题为“为什么菲利普·罗斯激怒了这么多犹太读者”的文章登诸报端。在温斯坦家的现实生活中，有一个很可能出现在罗斯小说中的场景，那就是我哥哥在读《波特诺伊的怨诉》时被“抓了个现行”，并被责令立刻停止阅读。

我还和爸爸一起去看了尼克斯队的比赛。我记得在 1970 年代，有一次我和他一起去麦迪逊广场花园，在那之前我们在一家名为“霍恩和哈达特”的平价小饭馆吃晚餐。我们喜欢沃尔特·弗雷泽、“黑珍珠”厄尔·门罗和“高跷”威尔特·张伯伦组成的篮球梦之队。我们取笑菲尔·杰克逊那“瘦不拉几”（我爸爸用的就是这个词）的手臂。爸爸一定会对菲尔·杰克逊成为洛杉矶湖人队一名非常成功的教练感到惊讶（我们会开很多玩笑，比如说他不应该教他的球员像他自己在尼克斯队时那样打球）。但真到了那时候，爸爸肯定已经不知道菲尔·杰克逊是谁了。虽然我爸爸不是很高（差不多一米七），但他是一个很出色的篮球后卫，他的高中教练给他起了个“机器”的绰号。

他在城里的保守犹太教堂做志愿者，当他不在教堂戏剧演出中抢风头时，他会负责让大家缴纳殿税。人们越想逃避，他就越来劲。他最喜欢做的事就是在那些不缴纳殿税的富人身上

“拔毛”。他的特别关照对象之一是一户虽然赚了很多钱还重新装修了厨房，却从没寄来过一张支票的人家。当他最终从他们那儿收到钱款时，我记得我坐在餐桌旁，看到了爸爸溢于言表的满足感。那是胜利后的喜悦。

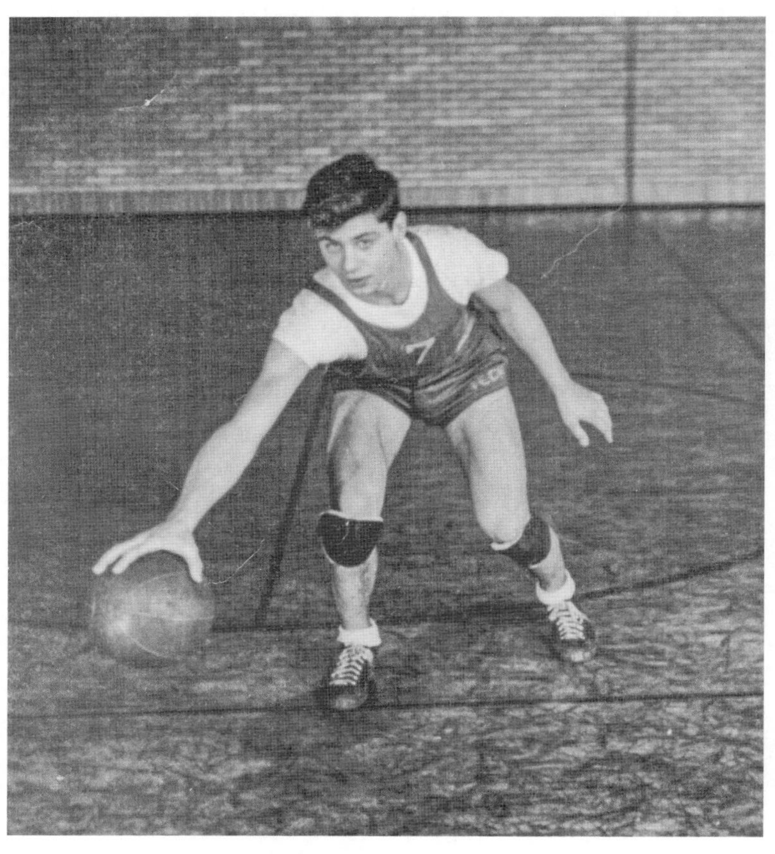

“机器”杰瑞在打篮球（年份不详）

他会希望我在星期五晚上和他一起去做安息日礼拜，所以就有了一个永恒的选择——我是看《糊涂侦探》，还是跟爸爸一起去教堂？这是一个艰难的抉择，但我通常都会去教堂。我记得有一次跟爸爸去教堂时，爷爷也要在那里和我们见面。爷爷在我们后面的那一排，当我转过身悄声问他过得怎么样时（礼拜已经开始了，所以除了人们祈祷的声音——他们会在一边前后摇晃身体一边口中念念有词——整个场所都很安静），他大声回答道："M-O-K！"对那些不明所以的年轻人，我在此稍稍解释一下，"M-O-K"是某个镁乳（一种泻药）的广告语。在那个1967年的广告中，"M-O-K"意味着你排便很顺畅。我想当时爸爸和我都快疯了，恨不得找个地缝钻进去。

我爸爸工作异常努力。当我还小的时候，他每周去办公室工作六天，当他和我舅舅一起经营的阿派克斯电器用品公司开张后，他每周工作五天，然后是四天半，那样他就可以在周五下午打高尔夫球了。我以前喜欢跟他一起去办公室，在宽大的电动打字机上打字，或者接电话："阿派克斯电器用品公司，我能为您效劳吗？"不过，最棒的还是当他运送电缆、电线之类的东西时，能和他一起坐在脏兮兮的面包车里。在那个年代，还没有小型货车或者运动型多用途汽车，所以坐在高高的车座上跑长途算是一种新奇也颇具趣味的体验。他喜欢打保龄球和跳舞。他的保龄球日是星期四，我妈妈的则是星期一。他们喜欢去维罗纳旁边的雪松林市的梅多布鲁克舞厅跳舞。每次参加成人礼，他都会试着教我跳舞。他喜欢罗伯特·古利特——他曾在1960年代的百老汇戏剧《幻想》（*The Fantastiks*）中担任主角，并演唱了爸爸最喜欢的歌曲《试着回忆》(*Try to Remember*)。说到伏笔。他还喜欢凯特·斯蒂文斯的专辑《给农夫的茶》和罗贝塔·弗莱克的《当我第一次看见你的脸》。他并不追求物质享受，但他很喜欢他的摩凡陀手表，这是我母亲送给他的生日礼物——黑色的表盘上没有数字，但有一颗钻石镶在12点钟的位置。

他以前常对我说，我连自己的影子都害怕，他说得没错。所以，在美泰克牌烘干机中被烘干致死并不是我唯一害怕的事情。我害怕的东西还包括：黑暗、小丑、活过来的洋娃娃（我曾在佛罗里达看过的《迷离时空》[*Twilight Zone*]中的一集把我吓得屁滚尿流）、西方坏女巫[①]（她的皮肤、笑声还有猴子）、我三年级时的老师——她很坏，还说我穿的那条我母亲当作生日礼物买给我的灰米相间格子热裤太短了，硬把我从学校赶回了家。当我第一次看到奶奶没戴假牙的脸庞时（之前我并不知道她戴假牙），我被吓坏了。她的脸干瘪塌陷，整个变了形。说到牙齿，我记得父亲去看牙医时，一直拒绝注射奴佛卡因[②]。牙医试图改变父亲的想法，告诉他手术会有多疼，但他就是毫不动摇。我不认为这完全是为了展现男子气概，尽管他绝对喜欢讲述在没有麻醉的情况下感受到的那种疼痛和钻头的声响。他会说，比起麻木，他更喜欢疼痛。

---

① 美国小说家格雷戈里·马奎尔（Gregory Maguire，1954—）所著小说《坏女巫——西方坏女巫的前世今生》(*Wicked: The Life and Times of the Wicked Witch of the West*)中的人物。

② Novocaine，一种局部麻醉药。

还有，他有一辆水绿色的道奇飞镖，他很喜欢它，因为它历久弥新。几年后，他买了一辆棕色车身、米色车顶的（道奇）摇摆者，但却很讨厌那辆车。那是我第一次知道“柠檬”这个词可以用在汽车上[①]。他还讨厌葡萄干，这让我外婆萨拉很不高兴，因为她喜欢用葡萄干做鲁拉卷，那是一种一口就能吃下的犹太甜点。他非常爱外婆萨拉，所以当他和一些朋友去百慕大打高尔夫球度假时，特地抽出时间去迈阿密看望她。我记得他说他很高兴自己这么做了，因为这是外婆去世前他最后一次见到她。爸爸就是这样的人——他乐于照顾别人。爸爸让我哥哥真正认识到他有多爱他，即使哥哥想成为一名佛教徒。在我叔叔违背了要从他朋友家的小狗崽里挑一只给我姐姐的承诺后，他确保我姐姐领养到了一只狗。我想，他应该是在我叔叔食言的那一天或是第二天就把托卡买回了家。我第一次看到父亲哭泣，是在我们十三岁的爱犬托卡被执行安乐死后，他从兽医那里回来的时候。我想我从没见他因为阿尔茨海默氏病而哭泣过，至少我不记得了。但也许我把它屏蔽掉了。他是如此爱我母亲，以至于当他生病时，我母亲也穷尽她的一切来爱他。他对我的爱或磅礴汹涌，或细致入微，这让我有必要为他写这本书。

我喜欢和我爸爸一起假装刮胡子。他会摇晃剃须膏的罐子，挤一些到我的手掌里，然后我把它抹在脸上。我们会一起放声大笑。当然，我的剃须刀上没装刀片。有一次，我找到了一个相框送给爸爸当生日礼物（我不记得是哪个生日了），里面是父

① 柠檬车（lemon car），指出厂后有瑕疵问题的汽车。

女两人脸上都涂满了剃须膏照镜子的照片。配文写道：“我记得和我父亲一起站在镜子前刮胡子。”我爸爸的四十岁生日非常有趣。我们计划了一个惊喜派对，而我最重要的任务就是和爸爸一起出去吃饭，在我们外出的时间里，客人们会来到家中，躲在楼上的客厅里。九岁的我几乎无法抑制自己的兴奋，但我没有露出马脚。我们吃完晚饭后，他把车开进车库。我期待得难以自持。我们从楼下进了屋（那是一间错层式的房子），爸爸像往常一样把他的夹克挂在门厅的衣橱里，然后他发现了一件他不认识的外套（那是我一个好朋友的母亲的）。直到派对结束，他才告诉我们他看到了那件大衣，立刻猜到发生了什么。他尽职地表现出惊讶的样子，因为他不想让我们失望。这是在一个星期二晚上发生的事情。

我之所以知道那是星期几，是因为我记得最清楚的事情之一，就是每个星期二的夜晚。后来我才知道，我也是在星期二出生的，我出生时当然不可能记得此事，但二年级的维勒太太坚持让我们向父母打听我们是星期几出生的，因为她要教我们一首童谣，第一句是“星期一出生的孩子，相貌很不错”；第二句是“星期二出生的孩子，充满喜乐”。我记得我当时真的不知道那是什么意思，但我喜欢那句“充满喜乐”的曲调和想法。它似乎比“相貌很不错”要好，而且显然比星期三出生的那个“有很多的忧伤”的孩子要好得多。我那时还不知道“预言”或“伏笔”这两个词，但我内心深处已经明白，这份“喜乐”应该成为一种目标和希望。维勒太太还会给我们读《巴兹尔·弗兰维勒夫人的混乱档案》（也许是因为那与她的姓氏相呼应所以吸引了她），我也很喜欢这本书。被困在大都会艺术博物馆听起来很有趣。维勒太太还和全班同学打了这样一个赌：只要谁能想出一个Q后面没有U的单词，她就给谁二十五美分。吸引我的不是那枚硬币，而是字母Q带来的难题。是否存在那么一个含有如此特立独行的Q的单词？经过多日翻查字典的搜索，我找到了"Iraq"（伊拉克）这个单词。她居然搪塞说伊拉克不是一个普通名词，以此逃避给我二十五美分。尽管我提醒她，她并没有事先排除专有名词，但其实我并不在乎钱。重要的是，我找到了那个单词。

但比这更重要的是，星期二妈妈会去希伯来女青年协会，而爸爸则会带我们出去吃晚饭。这就是为什么我们会在星期二给他举办一个惊喜生日派对，因为那样就天衣无缝了。每个星期二下午，妈妈都会在桑拿房里做按摩、蒸桑拿，而爸爸则和孩子们在一起。一开始，我们有四个人：爸爸、琳达、莱尔和我。当琳达去上大学时，就只剩下三个人了。后来莱尔也去上大学了，就只剩我和爸爸了。我和爸爸共同度过了六年的星期二。

当我们四个人齐聚的时候，我们通常会去利文斯顿市一家叫"唐记"的家庭餐馆。那儿的座位宽敞，汉堡多汁，炸鸡酥脆。每次去都要排队等位，尽管我们早就料到如此，但每次都免不了要抱怨一番。以下是我们的传统（导播请切入《屋顶上的小提琴手》里泽罗·莫斯苔[1]的画面）：前往唐记餐厅，希望

① Zero Mostel（1915—1977），美国演员。

不要排队，对冗长的队伍感到失望，把我们的名字报给门口的女服务员，抱怨等待时间太久，感叹他家的美食值得排这么长的队，然后下个星期把这一整套过程再重演一遍。现在我突然想起来，在等待的过程中，爸爸似乎总能在队伍中找到熟人。无论我们去唐记餐馆还是其他任何地方，他总能碰上熟人，而这几乎成了我们引以为傲的事情。我想，如果用今天的说法，我们会称之为“搭上关系”，但爸爸并不需要刻意去搭，他天生就是社交的料。我记得当我还是个小女孩的时候，总感觉我爸爸好像认识每一个人，而且他们都像我一样爱他。他总是自信满满、热情洋溢。

但除了食物和常年的等待，我对唐记餐馆印象最深的，是他们更换墙纸那会儿。在一个星期二的晚上，我们走进餐馆，看到先前毫无特色的墙壁（太没有特色了，以至于我都不记得在我即将描述的巨大变化之前它们是什么样子的）上突然铺满了白底的红色“唐”字。这些个“唐”有横着的、竖着的、倒着的、歪着的。放眼望去，到处都是“唐”。我们觉得这很荒谬，因为每个人都知道他们是在唐记吃饭，那为什么还要如此大费周章呢？我们还是继续喜欢那里的食物，去那里排队，抱怨等位太久，但也怀疑那个唐老板是否被自己的成功冲昏了头脑。他是不是变成了一个自恋的蠢货，需要提醒每个人这是他的餐馆？我们后来才发现，我们在唐记餐馆的传统也包括不要与墙壁如此深度互动。

我认为，这种以视觉冲击的形式在墙上四处张贴自家店名的反传统攻击，可能与我们后来决定尝试去西奥兰奇[1]的加里餐厅有关。他们家的墙面装饰就很素雅，那时琳达正在上大学，莱尔偶尔会在星期二晚上来此与我和爸爸共进晚餐。很快，星期二晚上就只有我和爸爸了。加里餐厅毕竟不是唐记餐馆，莱尔接受不了。然而，加里餐厅离我家更近一些，而且通常不用等桌位（这条理由足够充分，因为课业负担开始妨碍我星期二晚上的活动了）。没有烦人的墙纸，每张桌子上都有一个小点唱机。花二十五美分，你就可以选三首歌。我喜欢先浏览里头的歌单，然后按下一组字母和数字（比如 C3 或 W8），得到的会是《伴我同行》（*Stand by Me*）、《你是如此虚荣》（*You're so Vain*）或《小道消息》（*I Heard it through the Grapevine*）。这些都是我喜欢，而且我知道爸爸也喜欢的歌。

虽然我们试着从唐记餐馆"过渡"到加里餐厅，但大多数时候，我和爸爸还是举手投降，屈服于那咄咄逼人的墙纸，只为品尝到那美味的洋葱圈和凉拌卷心菜。只要能让我回想起和爸爸在唐记的哪怕一次谈话细节，我甘愿付出一切。然而我只有些许朦胧的记忆：谈论家庭作业；爸爸抱怨关于电器用品公司的事情；听他说琳达要去法学院（law school），我却以为他说的是"失败学院"（loss school）。我记得我当时在想，失败学院是什么玩意儿？不过，说实话，我的确想起了一次谈话内容，但我却希望我没能想起它来。我要讲述的这段特别的对话概括了我们在唐记餐馆的许多次晚餐。对此我很害怕（我想这就是为

---

① West Orange，美国新泽西州地名。

什么我总是记不清我们晚餐时谈话内容的原因吧），也感到很不开心。

鉴于刚才对油炸食品和墙纸的关注，这样的开场白乍一看似乎不合逻辑，但却是合乎情理的。数学从来不是我的强项，但那是爸爸的强项，那也是教堂领导让他负责收受殿税的原因之一。他很擅长心算，而我则需要把问题写下来，即便是那样，成功解答的机会也很渺茫。九年级的数学对我来说出奇地困难，因为我要学习几何，要理解菱形。“菱形”（rhombus）这个词唯一让我感兴趣的是它以“rh”开头。这种不寻常的辅音组合使得我的大脑记住了更多“rh”开头的单词，而不仅仅只有一个最显而易见的“节奏”（rhythm）。但这并不是重点。我哥哥数学很好，他勇敢地试图帮助我。我假装理解了他的教导，但当他离开房间时，我却发现自己画的菱形越来越大，心想如果画得足够大，我就能更好地理解这些角度了。于是，无数的菱形图案铺满了卧室的地毯。

早在菱形进入我的意识之前，我就接触到了应用题。应用题的难度非常大，有点像体操运动员在平衡木上做后空翻。我认为它们是对我个人的侮辱。即使在很小的时候，我就对把文字变成等式的想法感到愤怒。要计算两列以不同速度行驶的火车到达某个目的地的时间，这可不是一件有趣的事。什么才是有趣的呢？在《巴兹尔·弗兰维勒夫人的混乱档案》中，杰米和克劳迪娅要从康涅狄格州的格林威治乘火车去纽约，书中写道：“单程全价票需要 1 美元 60 美分。克劳迪娅和杰米每人可以只花一半的钱，因为她离满 12 岁还差一个月，而杰米离 12 岁还差很远——他只有 9 岁。”这才是我能学的数学。

总之，这些开场白跟唐记餐馆的女服务员把账单留在桌子上时发生的事有关。我不记得第一次教百分比是几年级了，但那年我父亲决定让我计算小费，以此巩固我的学习。当然，数字从来都不会是偶数，这使得计算更加困难。爸爸会试着把这些数字四舍五入，让题目变得简单一些。他会用假装很有耐心，但隐藏不住失望于我数学能力的语气说道：“如果 20 美元的 10% 等于 2 美元，那么它的 15% 等于多少？”我明明知道答案，却感觉到我的思维在冻结，我的舌头在打结，我的手心在出汗。天啊，我真不想让他失望。不同于他在丑陋的绿色沙发上指出的语法错误（我再也不会犯了），关于百分比的教训从没有被好好吸取。

我不想用一个关于数学的故事来结束这个“目录”，而是想用两个关于笑声的故事来结尾，这两个故事都发生在佛罗里达。由于我对佛罗里达的大部分记忆都充满了悲伤，这两件事之所以脱颖而出，可能正因为它们并非如此。故事发生在我们一家人在劳德代尔堡度假的公寓里。在第一个故事中，妈妈是主角，爸爸是背景。而在第二个故事中，爸爸在台前，妈妈则在幕后。第一个故事里，我还很年轻，但已经足够大，本可以自己处理我即将讲述的情况。然而，我并没有。记不清是什么原因，我的眼镜掉进了马桶里。我尖叫了起来。妈妈毫不犹豫地冲进了浴室，摸清了状况，一把从马桶里捞出了眼镜。我的反应实在是太夸张了，而妈妈又飞也似地赶来援救，就好像发生了什么灾难似的。我的哥哥、姐姐和爸爸都歇斯底里地大笑起来。

第二个故事也发生在那所公寓中。那儿出现了蚂蚁。然后我们被叮嘱只能在厨房里吃东西，这样蚂蚁就不会跟着食物跑进其他房间。夜已经很深了。哥哥、姐姐和我正在休息室里看电视，我们以为爸爸妈妈早就睡着了。然而爸爸并没有，他觉察到他的孩子们正在干坏事。他走进休息室，结果发现我们从厨房偷了一些食物出来。他严厉地斥责我们不听话，然后当他转过身去时，你猜怎么着，他睡裤后面的缝线被撕开了，他的左半拉屁股露出来了。我的哥哥、姐姐和我全都笑疯了，爸爸意识到发生了什么事情，在我们试图告诉他我们究竟在歇斯底里地狂笑着什么之后，他终于明白了，和我们一起笑了起来。

这就是我所失去的那个人。

悲剧性的并排展示

失忆是阿尔茨海默氏病的标志性症状，而本书“缅怀：杰瑞·温斯坦”一节致敬的就是这样一位失忆的父亲。这份残酷无情又费时费力的照护差事，埋葬了辛迪关于她父亲杰瑞的许多美好回忆。她提到，撰写这部分内容是在她父亲去世数十年后自愈过程中的一环。在尝试这种主动回忆之际，父亲的音容笑貌如洪水般涌上她心头。辛迪回味着一名正直和善而魅力非凡父亲，为这位了不起的男人书写了一篇美丽颂词。

与此同时，这一章也为我们打开了一扇了解辛迪大脑的窗户。她所阅读的海量书籍极大地丰富了她的大脑，并随后融入了她的意识和世界观。荷马、查尔斯・狄更斯、欧仁・尤内斯库（辛迪，你知道吗，我也读过《犀牛》！）、埃里奇・西格尔、J. D. 塞林格、阿尔贝・加缪、J. R. R. 托尔金、辛克莱・刘易斯，形形色色的作家都在用他们的作品影响着她。当杰瑞・温斯坦的记忆力正在衰退之时——“这是一个随着时间流逝而逐渐变得空白的头脑”——辛迪则在研究生院如饥似渴地读着一本又一本书，努力成为一名文学评论家、教师和作家。这是一个将正在学习、记忆和成长的大脑与另一个正被阿尔茨海默氏病摧残的大脑并排展示的悲剧。

辛迪借助隐喻提到，她父亲罹患的阿尔茨海默氏病正缓慢但持续地擦除他脑中的内容——单词、事件、等式，直至所有事物。辛迪将他的大脑想象成一块黑板，上面的板书正被逐渐擦去，变回他出生时那般空白：“我爸爸的头脑就像这么一块黑板（或白板），写满了等式和单词——也就是记忆。然后阿尔茨海默氏病就这样出现了，拿着一块黑板擦抹走了上面的每一串数字、每一个单词……更诡异的是，这种疾病有个惹人厌的怪癖，那就是在它把脑中的数字和单词完全抛到九霄云外之前，它会先把它们篡改得面目全非。”这个黑板的类比准确地把握了现代神经科学家已然确立的多个关于记忆过程的原理——近事、远事和语义。在惊愕于辛迪未经记忆科学的正规训练就能作出如此精准的比喻之余，我了解到一些作家确实能比从事基础研究的科学家更敏锐地洞察神经科学的真谛。

在认知科学的诸多领域中，对记忆的研究最为深入，并且关于“人类如何记忆”的图景仍在不断完善中。然而，当我们试图还原记忆出错的具体过程时，我们却只能找出相关的特定脑区。我们依然对“记忆流程如何从其中一步过渡到之后一步”的具体细节知之甚少，而对人类记忆的全面了解就更不足了。认识到这些局限性后，下面我将讲解神经科学家和行为神经病学家是如何看待并且评估记忆的。系紧安全带，我们要动真格的了。

概述

记忆是逐步形成的。当我们遇到的一段经历、一个单词、一个事实、一串数字或一首歌曲以任意形式的感知输入进大脑皮质中并激活了相应功能区的皮质时，记忆便开始了。如果我们决定将信息保存得更久些，前额叶皮质就会变得活跃起来。这就是所谓的“工作记忆”①。与此同时，海马体也参与进来，并将整段经历绑定在一小部分海马体细胞上。我们称这个过程为“编码”②。如果刻意重复某段经历（也可以是某个单词或某件事实）的信息并使之强化（我们称之为“巩固”③），那它就更有可能被保留下来，以便日后能被回想起来。有两个因素影响我们是否记得：刺激本身的强度，以及我们为了重新体验（即巩固）该事件所付出的努力。最后，假以时日，一些记忆会变得根深

① Working memory，在知觉或思维被遗忘或转变为长时记忆前将其暂时保持、容量有限的记忆（系统）。

② Encoding，思想感知转化成记忆的过程。

③ Consolidation，新记忆转化为稳定持久记忆的过程。

蒂固。我们为这些长远的记忆冠以“远事记忆”[①]的术语。远事记忆可以是一段经历——我们称之为“情景记忆”[②]，也可以是一个事实——我们称之为“语义记忆”[③]。

工作记忆

记忆某段经历会以一种独特的模式激活大脑中的多组神经元，而这种激活模式取决于该经历的独特内容，以及捕捉它的感官，无论是听觉、视觉、嗅觉、触觉，还是这些感官的某种组合。随后，诸多因素决定了这段经历能否被大脑中复杂的记忆装置绑定，从而被记住。在记忆形成的最初阶段（长达三十秒），我们依靠额叶将信息储存于脑中。如果我们决定有意无意地记住一只乌鸦飞翔的画面、一串单词、一个吻、一番与朋友对话的场景、一场电影或一幅博物馆的画作，我们的额叶就会运作起来，将这些信息保存足够长的时间，以便海马体开始形成一份更持久的记忆。这种主动的努力被称为工作记忆，强调的是（通常是有意识地）保存信息足够长的时间，以使其成为永久记忆的“工作”。

在门诊测验工作记忆时，我们通常会让一个人倒背一串数字。我们会从一个简单的例子开始。例如，“请把这些数字倒着念：381”。正确答案是“183”。然后我们会逐渐增加要倒背的

---

① Remote memory，长期存储于工作记忆、可被无限期提取的信息。

② Episodic memory，关于特定个人经历的记忆。

③ Semantic memory，用于存储事实信息和意义的记忆类型。

位数。大多数人至少能记住五位数，有些人能住多得多的位数。相对而言，阿尔茨海默氏病不会干扰这类工作记忆过程，至少在疾病早期阶段如此。

情景记忆：编码与巩固

下一阶段是建立情景记忆，这个术语用来描述我们针对一段经历的内容、地点和时间的记忆能力。我们能够持续地获取并建立新的情景，这是我们得以增长学识、拓展才智的正常能力的一个基本特征。情景记忆依赖于海马体这个位于颞叶深部的小巧结构，它允许我们捕捉特定的记忆和经历，以供日后回忆。

举个例子——当我写这段话的时候，时间是星期一早晨6点01分，新一周的工作即将开始。屋子里出奇地安静，只有电流发出的微弱嗡嗡声。今天，我早在5点15分就被鼻子痒醒了，我用右手揉了揉之后痒就止住了。起床后，我透过敞开的房门向儿子的房间望去，他用祷告般的姿势俯在电脑前。“嗨，艾略特，你起得真早。”他点头应了声：“嗯。”我用手机简单浏览了一下谷歌新闻，发现总统[①]抨击了四名民主党女议员。我搜索了一下美国职业棒球联盟的排名，我支持的奥克兰运动家队在过去的十场比赛中赢了八场，排名正稳步上升。我感到有点兴奋，知道他们参加世界大赛[②]有戏。我从卧室走下楼梯，来到厨房准

---

① 指唐纳德·特朗普（Donald Trump），美国第45任和第47任总统。

② World Series，美国职业棒球大联盟的年度总冠军赛。

备喝咖啡，把水倒进锅里等它烧开，然后把热水倒进法压壶里，其底部盛着已磨好了的我前一天晚上放进去的菲尔兹咖啡粉。我按下按钮，等了四分钟，然后倒上一大杯咖啡。只呷上一口，我便立刻充满活力，坐在电脑前亟待写作。我为书写这一章的开头耗费了如此长的时间而感到十分愧疚——因为这出乎意料地困难。辛迪的脸忽然浮现在我的脑海中，我笑了，想起她以温柔而又细致的方式，激励我完成我们这本书的最后冲刺。于是，我又有动力开始写作了。

我今早经历的这一连串神经元活动虽然动用了我的整个大脑，但正是海马体将所有这些神经元活动关联起来，成为一个可供日后回忆的事件。通常情况下，诸如我刚睡醒时经历的那几件事会很快被大脑丢弃并永远遗忘。没有人可以（也没有人理应）记得每一次擦鼻子、每一次跟儿子打招呼或每一次煮咖啡。在经历了包括醒来时鼻子发痒等事件之后，我很快就会开始一周艰苦的工作，要完成许许多多的事务。总有比每次发痒重要得多的事情需要记住。因此，大脑不仅会有组织地帮助我们记忆，也会系统性地让我们忘却那些对我们的生存而言微不足道、无关痛痒的琐碎小事。

如前所述，我们越是重温或操练一段既往的经历（巩固），日后它就越有希望能被回忆起来。如果我们不在清醒或睡觉时反复体验某段记忆，那么我们很可能会忘记它。科学家用“巩固”这个词来形容我们反复重温某段经历，从而使该事件与海马体绑定得更紧密的过程。当我们准备演出或考试时，或者当我们熟悉新地段的道路时，就会如此行事。

越来越多的证据表明，睡眠是巩固过程中的一个重要因素。正如我们在关于空间的章节中所描述的那样，我们知道，小鼠体内的个别海马体细胞会在它们学习穿行迷宫时被激活。而在深度睡眠期间，这些相同的细胞再次放电，科学家由此猜测，小鼠此时正在重新体验迷宫中的旅行，以便在未来辨认方向。所以，良好的睡眠极其重要，如果深度睡眠受到了干扰，我们就不太容易巩固记忆。这个话题在阿尔茨海默氏病的研究中愈发重要，现在人们认识到，人体在深度睡眠时会清除大脑中的有害蛋白质——如淀粉样蛋白和 tau 蛋白。诸如苯二氮䓬类（安定、劳拉西泮）的一些安眠药会阻止我们进入深度睡眠。医生们现在会避免开具这类处方，以防止有害蛋白质在脑内聚集，从而帮助记忆。

如果没有海马体，人就只能获得极其短暂的经历，转瞬即逝，迅速被遗忘。这就是发生在阿尔茨海默氏病患者身上的情况。就仿佛海马体中有一种毒素在缓慢释放，阻止着患者去记住他们正在经历的事情。事件在发生以后便像淋浴结束时窜出浴室门的蒸汽一般立刻消散而去。如果海马体无法绑定记忆，我们就会被困在当下，迅速忘记新的对话、电影、书籍、演讲，甚至是重要的共同经历。阿尔茨海默氏病患者一遍又一遍哀怨地重复他们说过的话，因为他们不记得他们之前问过或被告知过什么。黑板上的问题被擦去了。辛迪和杰瑞最后只能谈论过去的事，因为眼下的共处时光无法成为谈论对象。

当我在门诊里测验情景记忆时，我会先问患者最近发生的事情。典型的提问包括："来我们这儿之前你午餐吃了什么？""你昨天晚饭吃了什么？”“最近一个假期发生了些什么事？”通常阿尔茨海默氏病患者会惊讶地发现自己的记忆力竟如此之差，有时他们的亲人也会同样吃惊。在更为正式的测验中，我们会要求受试者在十分钟后回忆出一列三个、八个甚至十六个的单词。这些基于文字的记忆任务更直接地挑战左侧海马体，而要求受试者记住他们画出的图案则与其右侧海马体的功能更相关。所以，即便同为记忆，其处理场所也会因信息关乎视觉还是言语而有所差异。

闪光灯记忆

关于记忆的第二个原则是，如果一个事件伴随着足够强烈的情感，它可能不需要主动演练就能被永远记住——这根本不需要有意识的努力。情感强烈的经历更有可能成为远事记忆，伴随我们一生的大部分时间，即便患有阿尔茨海默氏病。现在让我来描述我自己最生动的远事记忆之一，它陪伴我已有五十七年之久。

时间回到 1963 年 11 月 22 日，那会儿我还是威斯康星州麦迪逊市大学高中的一名八年级学生。上午的法语课照例从分发试卷开始。当我刚慢悠悠地坐到座位上时，学校广播就突然宣布了约翰・肯尼迪遇刺的消息。时间凝固了，恐惧与悲伤油然而生。我们中一些人低声说：“哦，不。”我几近惶恐地抗拒着“我们的总统……”这则不可思议的噩耗。沉默了一分钟后，我们那位头披红褐色秀发、身着漂亮针织套衫的年轻老师望着全班同学，用法语说道：“勇敢点，我的学生们。”——那句话的每一个单词、每一声顿挫都依然历历在目。她的脸庞庄严而肃穆，却在我心中唤起了一股强烈的同理心。教室里又恢复了安静，我深受宽慰。一切都会好起来的。我为自己是她的学生而感到骄傲，她把全班同学从绝望中解救了出来。

许多人经历过的1963年11月22日的那一时刻被称为“闪光灯记忆”，我们一生都会对其记忆犹新。有时这些经历是全世界共有的，比如肯尼迪遇刺或“9·11事件”。有时则是私密的：初吻、一次校园挫折、一场事故，只要它是特别私人的，并且能够唤起情感——极端强烈的情感——就行。当这种情况发生时，杏仁核①和海马体会被同步激活，特定的记忆就会立即被牢牢铭刻。

语义记忆

我们储存的语义记忆类型包括许多我们在学校所学的事物：单词的语音、拼写及意义；著名的绘画或建筑；地理或文学事实；熟人、运动员、政治家、演员，或其他公众人物的名字和面孔。这类信息与前颞叶的功能密切相关。对语义变异型原发性进行性失语这种额颞叶痴呆的特殊亚型而言，前颞叶最先被累及，故而语义记忆丧失是该病的最初表现。在这种特别的疾病中，除词汇匮乏外，这个世界的语义特征变得模糊不清，鸟和鱼看起来跟乌龟没太大差别（参见77页），患者还会渐渐叫不

---

① Amygdala，位于颞叶内的结构，主要负责处理情感记忆和情绪反应，特别是与恐惧和愤怒相关的情绪。

出那些著名演员或歌手的名字。阿尔茨海默氏病虽然会伴随轻微的命名障碍，但在提示的帮助下，患者能想起这个单词来；而语义变异型原发性进行性失语则不同，即使直接说出一个单词也无法唤起患者对它的记忆。我们可以通过由易至难递进的一系列词汇、名人的名字和面孔以及地理知识等，来测试语义记忆能力。

通过更细致地评估不同类型的痴呆综合征（例如语义变异型原发性进行性失语），我们逐渐了解到，在阿尔茨海默氏病中常见的情景记忆缺失可能并不会出现在其他痴呆症中。在路易体痴呆中，首发症状可能是视幻觉；在行为变异型额颞叶痴呆中，首先出现的症状是行为改变，而非记忆丧失；而在语义变异型原发性进行性失语中，首发表现也许是无法识别单词或面孔。即便是阿尔茨海默氏病，首发表现也并非总是情景记忆障碍。最初的症状可以是语言、执行或视空间障碍。

现有记忆模型的不足之处

关于人类如何长时间保持记忆，仍存在许多未解之谜。远事记忆很难评测，也没有统一标准，因为我们每个人的远事记忆内容都独一无二。所以，我们永远无法确定一个人曾经拥有什么经历或知识。每一项关于远事记忆的研究，都必须根据受试者各自记忆的相对确定性进行精心策划并验证。与情景记忆研究文献的庞大数量相比，关于近事记忆如何转变为远事记忆或被遗忘的论文仍然很匮乏。

在一项由埃德蒙·滕（Edmond Teng）和拉里·斯奎尔

（Larry Squire）进行的名为“早年习得的地点记忆在海马体损伤后仍完好无损”的出色研究中，他们研究了一名双侧海马体严重受损，无法记住新发事件的男性。在多次家访及深入测试与交流后，这名受试者依然如初次会面般接待滕医生与斯奎尔医生。然而，他却记得住卡斯特罗谷的地图，他七岁时曾在那里住过，他当时的同班同学甚至都未必记得比他清晰。作者总结道，空间地图并非永久存储于海马体中。相反，虽然空间与非空间信息的学习（或形成）依赖于海马体及其相关的颞叶结构，但非常久远的远事记忆最终可以独立于海马体存在。对于“哪些记忆可以独立于海马体？”“记忆何时可以独立于海马体？”“记忆为何可以独立于海马体？”这些问题，我们依然不知该作何解答。

认知储备

早年教育对于保护我们在年迈时免受失忆困扰极其重要，这一点支持了认知储备（cognitive reserve）的概念。换言之，我们中的一些人可以因其一生中的大脑养成方式而免受神经退行性疾病的侵扰。哥伦比亚大学医学院的神经心理学家雅科夫·斯特恩（Yaakov Stern）是研究人类如何获得认知储备的先驱。来自不同文化、国家和语言环境的研究表明，高教育水平者比低教育水平者更能抵御阿尔茨海默氏病的侵害。这意味着一个认字且至少受过高中教育的人，相比一个不认字的人，在认知困难的症状开始出现以前，大脑可承受更高负荷的淀粉样蛋白和 tau 蛋白等病理改变。就像是即便病魔已悄然潜伏于大脑中，我们所受的教育也会在大脑不堪重负之前尽力保护我们。一个激发智力的环境有利于我们的大脑保持健康，使之不那么脆弱，面对侵害时更为强韧，无论这种侵害来源于卒中、外伤、阿尔茨海默氏病，还是额颞叶痴呆。

教育、求知欲和接受认知挑战是如何保护我们的大脑的？目前的假设是，终身性的智力活动会增加大脑中连接（即突触）的数量，从而改变足以导致认知障碍的侵害的阈值。这些突触在我们学习时生长，并负责大脑的认知活动。我们在关于语词的章节中所描述的神经病学家埃丽莎·雷森德所做的开拓性研究支持了这一观点。雷森德医生研究了巴西贝洛奥里藏特五十岁年龄段的认知健康人群，其中一组人属于文盲，他们接受过的教育不足四年，而对照组则接受过更高程度的学校教育，并具备阅读能力。值得注意的是，即使低教育水平组在研究期间的认知功能尚属正常范围内，他们的海马体也比对照组成员的海马体要小。我和辛迪幼年时如饥似渴的阅读能保护我们在晚年不罹患阿尔茨海默氏病吗？或许吧。如同健康的许多其他方面，社会剥夺（即便是早年间的）也会使我们更容易在一生中面临各种健康问题，包括阿尔茨海默氏病。现在，雷森德医生正在启动若干项研究，观察能否通过识字和阅读，让这些中年文盲人群的海马体增大，并保护他们免受阿尔茨海默氏病的影响。

目前有许多正在进行的研究，试图将认知刺激作为一种保护策略或治疗方法，应用在那些或认知能力正常，或存在轻度认知障碍，或罹患痴呆症的（躯体）健康老年人身上。诸如数独游戏、填字游戏、电脑游戏或在线课程等刺激活动的价值仍不得而知，又或许仅仅通过社交和阅读来增强生活刺激，也可能同样具有保护作用。我们仍然不知道认知刺激能否增加认知储备，或哪种认知刺激最有可能增加认知储备。不过，目前普遍推荐用能保持思维活跃、保证足够刺激的合理生活方式来保持脑健康。相似地，正如下一节所要表明的那样，睡眠不足会损害我们保持记忆的能力，甚至可能使我们患上痴呆症的概率增加。因此，与认知储备的话题一样，终生改善睡眠已成为痴呆症预防和治疗的共同关注点。

被压抑的记忆：无意识如何发挥作用

在“缅怀：杰瑞·温斯坦”一节的开头，辛迪描述了她的父亲，并写道：“如果我父亲没有生病，他一定会告诉我许多他自己的往事以及与我们有关的往事，而如今这些往事已随他一起永远地离开了这个世界。我记忆中的往事——他失忆前我们共同经历的那些往事——也消失不见了。我得瞧瞧我还能否找回来。”对学习、工作、家庭和生活的高度投入，使辛迪对父亲的美好回忆休眠了。但在她写这本书的时候，她深埋的记忆迅速复苏，引发了我们应当如何构建串联着我们的过去的世界观，以及我们应当在何处安放我们隐匿的记忆等问题。

同辛迪一样，我们所有人似乎都承载着一些蛰伏数日、数周、数年甚至数旬的记忆，刹那间它们就可能被意识唤醒。记忆在被有意识地重现之前，真的在大脑中原封不动地沉寂长达数十载吗？如果我们从记录老鼠学走迷宫时海马体电生理信号的基础科学研究结果推断，答案未必如此。当这些老鼠穿行在迷宫中时，每次途经某个特定地点，海马体中都有少量细胞随之放电。就好似迷宫中的每一处地点都与海马体中的若干细胞相互对应一般。深度睡眠时，同样的放电模式也会产生，表明这些学习着迷宫环境的老鼠正在重现当日或近几日的经历。所以，睡眠是重现和巩固记忆的时间，即使我们在白天未曾意识到这些记忆。

例如，昨晚我梦见自己走在一条儿时起就记得的路上，路的一边是一个高尔夫球场，另一边则是两片漂亮的街区，坐落着建于 1940 年代的典雅房屋。这片街区包含了我海量的回忆，有与下至六岁上至十七岁的朋友闲聊，有被狗咬伤、打高尔夫球、旷课，还有高中毕业前和朋友一起听地下丝绒乐队的专辑《香蕉》。当我们处于深度睡眠的无意识状态时，有大量记忆正处于重现、巩固和重塑的过程中。在梦中，我们从遥远的过去中提取记忆片段，整合当前可能引起焦虑的近事记忆，回顾我们可能想要了解的事实或风景，并通过想象的各种场景创造一个新世界。大多数情况下，我们对梦境没有任何意识——当然，除非我们碰巧在梦境结束前被唤醒。我们究竟如何区分现实和想象呢?

像西格蒙德·弗洛伊德这样的心理学家撰写了大量关于无意识状态及其对我们日常行为强烈影响的论文。弗洛伊德及其信徒认为，梦是通往我们内心欲望、动机、恐惧与希冀的道路。他推测我们压抑了那些我们不愿直面的威胁性想法。弗洛伊德没能预测的是，梦和睡眠竟对研究记忆机制极其重要，不仅人类如此，动物亦然。虽尚未经证实，但我们很容易假设，深度睡眠期间记忆的频繁巩固和重塑是我们保持记忆的方式之一。如果巩固和重现发生在深度睡眠中，这意味着在此期间我们无法有逻辑或有意识地控制记忆的内容。因此，我们的许多记忆被扭曲甚至被篡改，也就不足为奇了。哈佛大学的心理学家丹尼尔·夏克特（Daniel Schacter）发现，我们都有不准确的记忆。错误的记忆在阿尔茨海默氏病患者中可能会变得更为常见，甚至会导致患者妄想性地坚信从未发生过的事情。但即使对认知健康者而言，记忆也是脆弱的，认识到这一点至关重要。海马体“绑定记忆、巩固记忆、利用既有记忆规划未来行动”的复杂过程是这一弱点的核心。

辛迪对她父亲的回忆是她快乐和骄傲的源泉，应该会对她的子孙（从她自己的孩子开始）产生持续的影响。这是社会维系神话、传说、文化传承和知识的方式。辛迪的书将杰瑞·温斯坦失忆的悲剧转化为知识、敬意和希望，为我们所有人创造了新的记忆。

以下是我自己将记忆转化为敬意的方式。下文的图片标题为“比利·米勒的生与死”，这是身为艺术硕士的我母亲哈丽特·伯尼斯·桑德斯·米勒所创作的一幅水彩画。快九十四岁的妈妈是一名艺术家兼艺术教育家，她喜爱孩子和狗。这幅画是她献给一只名叫比利的了不起的蓝山鸟色澳大利亚牧羊犬的。比利和她还有我的父亲曾一起住在加利福尼亚州圣佩德罗的海边。这幅画用多个方形色块勾勒出了比利的一生，主要包含三个主题。第一排的色块用神秘主义的方式呈现了比利的出生和血统；中间的色块展示了妈妈、爸爸和比利一起住在海边时每天经过的棕榈树；最下方的那些色块则代表了比利的死亡和他魂归宇宙的过程。这幅画作中浓缩进了数不胜数的经历，它代表了一只不寻常的狗与我父母共同分享的一生。整个画面在我看来既隽美又伤感，它捕捉并定格了我们生命中短暂的追忆时刻。

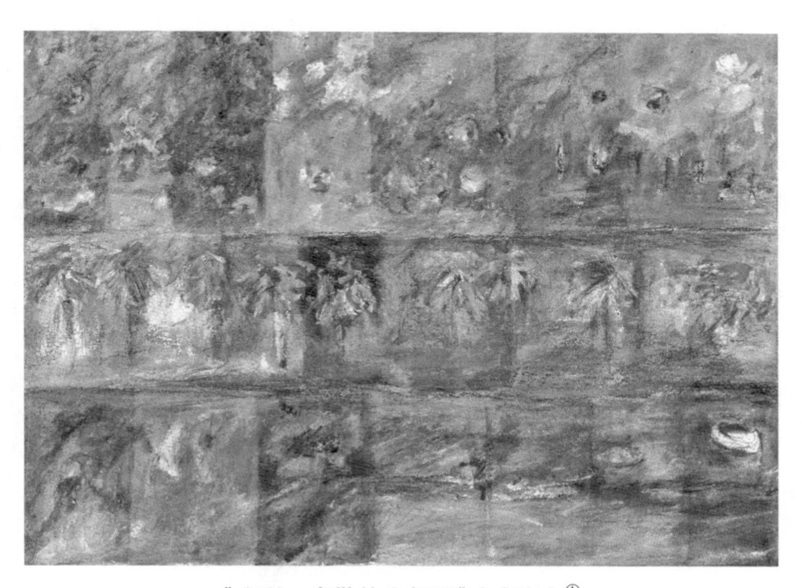

《比利·米勒的生与死》（水彩）[①]

哈丽特·伯尼斯·桑德斯·米勒（Harriet Bernice Sanders Miller）创作

---

① 本图原为 *Finding the Right Words: A Story of Literature, Grief, and the Brain* 封底图，因正文中涉及相关表述，故置入此处。——编注

后　记

头脑，比天空更辽阔。

——艾米丽·狄金森，1862 年[①]

有 580 万美国人身患阿尔茨海默氏病。

——（美国）阿尔茨海默氏病协会，2019 年[②]

我们在此并排展示了艾米莉·狄金森赞叹大脑之神奇的诗句，以及美国阿尔茨海默氏病协会公布的关于阿尔茨海默氏病这种最常见痴呆症全美患病人数的惊人统计数据。这是一种我们这个时代的流行病，无论个人层面还是社会层面，我们都对

① 出自其代表诗作《头脑，比天空更辽阔》。

② 引自《阿尔茨海默氏病协会 2019 年阿尔茨海默氏病事实与数据》报告。

之准备不足。在这种总能致患者于死地，并常常使至亲痛苦不堪的疾病能被有效预防之前，本书也仅仅是微不足道地帮助患者、家属和护理人员理解并应对这种疾病。本书通过结合人文与科学的方式描述这场灾难，并勾勒出超脱的途径。

狄金森关于大脑的诗篇道出了多年以来神经病学家已然知晓的事实：大脑的复杂程度“比天空更辽阔”，“比大海更深邃”。当脑部的神经元开始死亡时，医学影像能在那些部位显示出阴影。用狄金森的语言来说也许会是：天色暗沉、人溺海中。文学——这里更确切地说是诗歌——与神经病学家讲述的关于大脑的故事相得益彰。

这本书通过我们这两双眼睛——英语教授的眼睛和神经病学家的眼睛——讲述了杰瑞·温斯坦的故事。我们从各自学科的专业角度开始写这本书。我们本打算分别从一个女儿和她对文学之热爱的角度，以及一个医生和他对科学之热情的角度来讲述杰瑞的故事。然而，在本书的书写过程中，我们各自不同的学科、辞藻以及视角逐渐交叉、交融、交汇在了一起。跨学科思维的神奇魔力将辛迪引向神经病学，将布鲁斯引向文学。当布鲁斯逐渐了解辛迪父亲时，辛迪也逐渐了解了他的父亲。在加州大学旧金山分校的桑德勒大楼第一次见面时，布鲁斯问辛迪：“你想学点科学知识吗？”她回应道：“是的，那你最喜欢什么样的书呢？”于是，我们发现彼此感同身受、一见如故，决定着手将之写入书中。我们以不同的方式在人生中接触到痴呆症，并被其带上了不同的旅程。而我们希望，不同经历间的共性部分，能使这个十分个人的故事对读者也有所帮助。

致　谢

辛迪

我要感谢的让本书成为现实的人，其数量多到令人瞠目。没有吉姆，本书也就不会、也不可能被写出来。为此我欠他太多。我对萨拉和萨姆的爱给了我写这本书的力量和信念。但愿这个关于他们从未谋面的外祖父的故事能构建出我的父亲——他们的外祖父——在他们的生活中的样子，他会深深地爱着他们，他们也会同样爱着他。这本书是写给他们的。

朵莉·黑尔（Dori Hale）是一位无与伦比的读者兼朋友，她帮助我度过并记起了本书所述的一些最艰难的时刻。出于她在伯克利找了一间供我写这本书的单人居室，以及其他大大小小的各种原因，我将永远亏欠于她。极富同理心的阿琳·扎克伯格（Arlene Zuckerberg）是我的大学室友，她在我爸爸生病之前就认识我（那时我年仅十七岁），并在此后一直陪伴在我身边。琳达、莱尔和我共同经历了这一切。琳达，感谢你在那些艰难的岁月里如此周全地照顾爸妈。莱尔，感谢你坚守给爸爸的承诺，答应他会照看我。

我为凯茜·茹尔卡（Cathy Jurca）能成为我的朋友和同事而感到幸运。她才华横溢、慷慨大方，还为我写了一封加州大学旧金山分校的推荐信。鲍勃·莱文（Bob Levine）为我写了第二封推荐信，我也很感谢他长久以来的友谊，以及他对赫尔曼·梅尔维尔笔下的皮埃尔的热情。我的许多朋友和同事都费心阅读了本书的许多章节。感谢瑞秋·亚当斯（Rachel Adams）、约翰·布鲁尔（John Brewer）、希瓦尔·达苏（Shival Dasu）、玛西·迪尼乌斯（Marcy Dinius）、梅丽莎·福克斯（Melissa Fox）、简·加里蒂（Jane Garrity）、郭明（Ming Guo）、布鲁斯·海（Bruce Hay）、肯·柯西克（Ken Kosik）、玛丽亚·普罗克特–蒂法尼（Mariah Proctor-Tiffany）、南希·鲁滕伯格（Nancy Ruttenburg）、朱莉娅·斯特恩（Julia Stern）、埃里克·桑德奎斯特（Eric Sundquist），以及我儿时的朋友埃莉斯·尤索菲安（Elise Yousoufian）——她将对我父亲的回忆写在日记中，并与我分享。感谢莱尼·卡苏托（Lenny Cassuto）、丽塔·卡伦（Rita Charon）、克里斯·加巴德（Chris Gabbard）、德恩·吉尔摩尔（Dehn Gilmore）、莎伦·马厄（Sharon Maher）、松田裕视（Hiromi Matsuda）和松田志津代（Shizuyo Matsuda）、劳拉·马泽（Laura Mazer）、拉莫娜·纳达芙（Ramona Naddaff）、塞缪尔·奥特（Samuel Otter）、拉尔夫·萨瓦雷塞（Ralph Savarese）、埃丽莎·塔马金（Elisa Tamarkin）和克莱尔·韦尔尼茨（Clare Wellnitz）与同我谈论这个项目。特别感谢特蕾西·丹尼森（Tracy Dennison）和米歇尔·霍利（Michelle Hawley），多年来她们的耐心和友谊通过无数次的对话让这本书变得更好。南希·罗兹（Nancy Rhodes）也是一位非常宝贵的读者和听众，我非常感谢她多年来的支持和安慰。真希望蒂莫（Timo）也在此，这样我就能再次感谢他成为我的朋友，并教会我如何阅读梅尔维尔。

加州理工学院异乎寻常地开明。汤姆·罗森鲍姆（Tom Rosenbaum）、戴夫·提瑞尔（Dave Tirrell）和让–洛朗·罗森塔尔（Jean-Laurent Rosenthal）给了我宝贵的一年时间，让我在加州大学旧金山分校学习神经病学，尽可能多地读书，并和布鲁斯一起写下这本书。不仅如此，他们还邀请我在一次苏·伍尔西（Sue Woolsey）在场的董事会会议上讲述那段经历，并将书中的内容分享给约翰斯·霍普金斯大学出版社的主编芭芭拉·克莱恩·波普（Barbara Kline Pope）。我还要感谢雪莉·马尔科姆（Shirley Malcom），作为加州理工学院的董事以及我的朋友，她一直是我坚定的支持者。感谢戴维·安德森（David Anderson）和戴维·巴尔的摩助我找到去加州大学旧金山分校记忆与衰老中心的方法。感谢考希克·巴塔查里亚（Kaushik Bhattacharya）和斯泰西·斯科维尔（Stacey Scoville）在我外出期间给予帮助，也感谢佩吉·布鲁（Peggy Blue）、丽贾娜·科伦坡（Regina Colombo）、艾丽西亚·克雷格（Alicia Creger）、海伦·唐（Helen Duong）、琳达·克里普纳（Linda Krippner）、阿维·莱博维奇（Avi Leibovici）、席瑞娜·马克斯（Cierina Marks）、南希·奥康纳（Nancy O'connor）和卡罗尔·舒尔（Carol Schuil）费心为部分章节内容提供反馈。

整个加州大学旧金山分校社群，尤其是全球脑健康研究所团队都很了不起。特别感谢这个团队中的医生、艺术家和专业人士：柯斯蒂·鲍勃罗（Kirsty Bobrow）、马里扎·平塔多·凯帕（Maritza Pintado Caipa）、加布里·克里斯塔（Gabri Christa）、沃尔特·道森（Walt Dawson）、斯蒂芬妮·皮尼娅·埃斯库德罗（Stefanie Piña Escudero）、莱斯·法捷兹坦（Laís Fajersztajn）、阿古斯丁·伊巴涅斯（Agustín Ibañez）、斯特法尼娅·伊琳卡（Stefania Ilinca）、奥菲尔·凯雷特（Ophir Keret）、清田英巳（Emi Kiyota）、亚历克斯·科恩胡贝尔（Alex Kornhuber）、林加尼·姆巴基莱–马兰扎（Lingani Mbakile-Mahlanza）、沙米尔·麦克法兰（Shamiel McFarlane）、麦拉·欧卡达·德·奥利维拉（Maira Okada de Oliveira）、米里亚姆·德·拉·科鲁兹·普埃布拉（Myriam De la Cruz Puebla）、罗文娜·里奇（Rowena Richie）、田中康裕（Yasuhiro Tanaka）（全球脑健康研究所荣誉成员），以及资深研究员埃莱奥诺尔·巴彦（Eléonore Bayen）、菲德拉·贝尔（Phaedra Bell）、塔丽塔·罗莎（Talita Rosa）和克莱尔·塞克斯顿（Claire Sexton）。万分感谢苏西·李（Suzee Lee）这位完美的导师。也感谢加州大学旧金山分校社群过去和现在的成员们，包括罗莎莉·吉尔哈特（Rosalie Gearhart）、莱斯利·戈斯（Leslie Goss）、乔尔·克雷默（Joel Kramer）、黛安·马德森（Diane Madsen）、玛丽亚·路易莎·曼德利（Maria Luisa Mandelli）、玛丽·德·梅（Mary De May）、扎卡里·米勒（Zachary Miller）、埃莉诺·奥布莱恩（Eleanor O'Brien）、妮可·普拉塔（Nicole Plata）、凯特·波辛（Kate Possin）、萨尔沃·斯皮纳（Salvo Spina）和史黛西·山本（Stacey Yamamoto）。特别感谢苏珊·河原（Suzanne Kawahara）。他们共同的全情投入和慷慨相助保障了我获得（美国）阿尔茨海默氏病协会和英国阿尔茨海默氏病学会的资助，对此我深表感谢。

约翰斯·霍普金斯大学出版社编辑部团队的乔·鲁斯科（Joe Rusko）、阿黛琳·简·梅德拉诺（Adelene Jane Medrano）和凯尔·克雷策（Kyle Kretzer），以及出版社主任芭芭拉·克莱恩·波普都棒极了。感谢他们与卡洛琳·普里奥洛在关键时刻鼎力相助，成功实现了这本书的最终出版。

最后但同样重要的是，谢谢你，布鲁斯。我的父母亲一定会喜欢你的。你是他（我们）当初没能找到的医生。无论命运是如何让我遇见你的，我都将永远充满感激。

布鲁斯

与辛迪共同写这本书是一次意料之外的礼遇，让我可以和她这样一位亲密的新朋友一起工作，同时让我用不同的方式来思考科学、我的病人、我的家庭和我自己的大脑。向非专业读者讲述认知障碍方面的神经科学知识，时常让我回想起当初为了了解辛迪与她父亲身上所发生之事的复杂基础而查找的那些关于记忆、空间、语言和行为的科学文献。听到辛迪和她父亲与阿尔茨海默氏病斗争的故事，我想起每次有认知障碍患者来我办公室就诊，我都能感受到其亲朋好友也受到了强烈的影响。

我喜欢辛迪在我的初稿渐渐偏离个例分析、流于泛泛之词时提醒我的温柔语言。本书为我提供了一个叙述自己如何成为一名科学家、临床医生、儿子、孙子、父亲和外祖父的独特经历的自省良机。人生皆不易，但本书帮助我认识到我有何等幸运、受优待，以至于我能因此成为一名行为神经病学家。写作时，当我回想起祖辈们和父母鼓励我阅读并作出决定成为一名医生时，我的感激之情如洪流般涌来。同时，我也会想到我那聪明美丽的妻子黛博拉是多么慷慨地支持我，以便我能追寻医学和科学事业。

我的祖辈们拼命工作，才使我能得到我所拥有的机会。我的祖父威廉·米勒和祖母海伦·米勒的善良和慷慨对我成为一名医生帮助颇大。我在巴特勒大学攻读化学专业研究生期间和他们一起生活了两年，取得学位后我进入了医学院。我的外祖父赫曼·桑德斯和外祖母多萝西·桑德斯对教育有着强烈的信念，我幼年与赫曼一起夜读的经历极大地促进了我的智力和信心。我的父亲弥尔顿是一位开朗阳光、慷慨大方的研究型精神科医生，他好善乐施、不嫌贫贱的美德激励着我。我试着以他的慷慨品德为榜样，也仍怀念着寻求他的建议。我那光鲜亮丽、拥有无穷能量的妈妈是我的永恒之光。我从没见过像她那样坚决的家庭拥护者。她热爱艺术、孩子、动物和家庭。我特别为我七岁的外孙梅森在新冠疫情期间能读书给她听感到骄傲。我的孩子汉娜和艾略特每天都在充实着我的生活，汉娜的丈夫塞思·怀特海德（Seth Whitehead）和我的外孙梅森和艾迪亦然。

我在加州大学洛杉矶分校的导师杰夫·卡明斯和弗兰克·本森在各方面都堪称楷模。我要感谢在加州大学旧金山分校记忆与衰老中心的三百名工作人员，他们每天都激励着我。尤其值得一提的是，罗莎莉·吉尔哈特从我 1998 年到达旧金山开始就一直与我并肩工作，并鼓励我进行科普写作。同样，卡洛琳·普里奥洛编辑了我所写的全部内容，并负责本书中的插图。辛迪和我借由全球脑健康研究所走到了一起，克里斯·奥奇斯利（Chris Oechsli）、维克多·瓦尔库尔（Victor Valcour）、伊恩·罗伯逊（Ian Robertson）和布莱恩·劳勒（Brian Lawlor）都是这个组织成立期间的出色同事。最后，我把这本书献给我医学院时期的两位同窗好友，精神病学家史蒂夫·里德（Steve Read）和急诊科医生布鲁斯·弗莱明（Bruce Fleming），以及我的朋友，身为神经病学家和遗传学家的丹·格希温德（Dan Geschwind）。

术语表[1]

α–突触核蛋白（alpha-synuclein，化学，名词）

脑中的一种蛋白质，是路易体的主要成分，帕金森病的病理学标志物。

β– 淀粉样蛋白 –42（amyloid-beta-42，化学，名词）

一种来源于 β– 淀粉样前体蛋白、由 42 个氨基酸组成的蛋白质。

阿尔茨海默氏病（Alzheimer’s disease，医学，名词）

通常会影响记忆和其他重要心理功能的一种进展性的神经退行性疾病。

---

① 按字母 / 拼音首字母排序。

本森氏综合征（Benson's syndrome，医学，名词）

即后皮质萎缩，一种罕见的视觉变异型阿尔茨海默氏病。

编码（encoding，医学，动词）

思想感知转化成记忆的过程。

病觉缺失症（*anosognosia*，希腊语，名词）

常伴随神经退行性疾病出现的病觉缺失或否认身患疾病。

磁共振成像（magnetic resonance imaging，MRI，医学，名词）

利用磁场、电磁波和计算机来无创地生成身体内部结构高质量影像的一种成像技术。

大脑（*cerebrum*，拉丁语，名词）

人脑最大的组成部分，由两侧大脑半球与大脑皮质组成。

大脑皮质（cerebral cortex，医学，名词）

哺乳动物大脑最外层高度褶皱的部分。

代谢（metabolism，医学，名词）

物质转化为能量的生物化学过程。

淀粉样斑块（amyloid plaques，化学，名词）

一团不可溶的β– 淀粉样蛋白 –42，是阿尔茨海默氏病的病理学标志物。

顶叶（parietal lobe，医学，名词）

每侧大脑半球的上部，帮助处理感觉信息与运动。

额叶（frontal lobe，医学，名词）

每侧大脑半球的前部，调节和介导情绪、认知、纠错、意愿、自我意识等高级智力功能。

额盖区（fronto-opercular region，医学，名词）

沿塞尔维氏裂（即外侧裂，将颞叶与额叶和顶叶分隔的长褶皱）收折在额叶下方的皮质区域。

额颞叶痴呆（frontotemporal dementia，FTD，医学，名词）

包含行为变异型额颞叶痴呆（behavioral variant frontotemporal dementia，bvFTD）、语义变异型原发性进行性失语（semantic variant primary progressive aphasia，svPPA）、非流利变异型原发性进行性失语（nonfluent variant primary progressive aphasia，nfvPPA）等临床综合征的集合术语。上述病症均累及大脑的额叶与颞叶。该术语有时特指 bvFTD。

反式激活应答脱氧核糖核酸结合蛋白 43（TAR DNA-binding

protein，TDP-43，医学，名词）

一种控制合成不同形态其他蛋白质的蛋白质。异常 TDP-43 团块存在于导致额颞叶痴呆或肌萎缩侧索硬化等临床综合征的疾病中。

非流利变异型原发性进行性失语（nonfluent variant primary progressive aphasia，医学，名词）

影响额叶并导致发音困难的一种进展性的神经退行性疾病。

工作记忆（working memory，医学，名词）

在知觉或思维被遗忘或转变为长时记忆前将其暂时保持、容量有限的记忆（系统）。

巩固（consolidation，医学，名词）

新记忆转化为稳定持久记忆的过程。

海马体（hippocampus，医学，名词）

位于颞叶皮质下方、与记忆有关的一个结构。

后皮质萎缩（posterior cortical atrophy，医学，名词）

见“本森氏综合征”。

H&E 染色（苏木精–伊红染色）（hematoxylin and eosin stain，医学，名词）

医学诊断中最广泛使用的组织染色。苏木精将细胞核染成蓝色或暗紫色，而伊红则将细胞质染成粉色，两者共同展现组织结构样貌。路易体是嗜伊红性的，因此能被染成粉色。

肌萎缩侧索硬化（或“卢·格里克病”）（amyotrophic lateral sclerosis，ALS，医学，名词）

影响脑部和脊髓控制运动功能神经元的一种进展性的神经退行性疾病。

临床表现（clinical presentation，医学，名词）

与一种疾病相关联并能提示特定诊断的体征和症状。

卢·格里克病（Lou Gehrig’s disease）

见“肌萎缩侧索硬化”。

路易体（Lewy bodies，医学，名词）

由 α- 突触核蛋白构成、存在于神经元中的病理性沉积物。

路易体痴呆（Lewy body dementia，LBD，或 dementia with Lewy bodies，DLB，医学，名词）

与运动障碍、视幻觉、波动性思维能力与注意力改变有关的一种进展性的神经退行性疾病，其特征是存在路易体。

慢性创伤性脑病（chronic traumatic encephalopathy，CTE，

医学，名词）

与反复头部外伤相关的一种进展性的神经退行性疾病。

磨牙症（bruxism，医学，名词）

不自觉研磨、咬紧牙齿的病症。

脑干（brainstem，医学，名词）

位于脑的后部、脊髓上方，调节呼吸、心率、血压、睡眠以及其他重要功能。

脑沟（sulcus/sulci，医学，名词）

大脑皮质内高度褶皱的沟槽样构造。

脑回（gyrus/gyri，医学，名词）

大脑皮质内高度褶皱的山脊样构造。

颞叶（temporal lobe，医学，名词）

每侧大脑半球的下部，帮助处理语言、情感和记忆。

拼写（orthograph，希腊语，名词）

书写语言的视觉记号、形式或结构。

前驱期（prodromal stage，医学，名词）

症状轻微或特征性症状尚未出现的疾病早期阶段。

轻度认知障碍（mild cognitive impairment，MCI，医学，名词）

一种以记忆缺陷为表现的病症，不显著影响日常功能，可维持多年稳定。然而一些 MCI 患者会发展出符合阿尔茨海默氏病表现的认知缺陷和功能障碍。

情景记忆（episodic memory，医学，名词）

关于特定个人经历的记忆。

去抑制（disinhibition，医学，名词）

无法阻止自己做出不得体、粗鲁或无礼社交行为的状态。

闪光灯记忆（flashbulb memory，医学，名词）

与个人重要时刻有关的一种生动而强烈的记忆。

少词变异型原发性进行性失语（logopenic variant primary progressive aphasia，医学，名词）

影响颞叶并导致找词困难的一种进展性的神经退行性疾病。

神经退行性疾病（neurodegenerative disease，医学，名词）

导致脑组织损失及功能缺失的一类慢性进展性神经系统疾病。

神经纤维缠结（neurofibrillary tangles，医学，名词）

存在于神经元中由 tau 蛋白构成的病理性聚集物。

生物标志物（biomarker，医学，名词）

也称作“生物学标志物”。一种能客观测量生物学状态从而帮助得出诊断、衡量疾病进展度的技术手段。

失读症（*agraphia*，希腊语，名词）

阅读能力丧失或受损的病症。

失命名症（*anomia*，希腊语，名词）

记忆物品名称能力丧失或受损的病症。

失写症（*alexia*，希腊语，名词）

书写能力丧失或受损的病症。

失语症（*aphasia*，希腊语，名词）

产生和（或）理解语言的能力丧失或受损的病症。

tau 蛋白（医学，名词）

体内帮助形成细胞传输结构的蛋白质。

突显网络（salience network，医学，名词）

位于脑部额叶和岛叶的大型神经网络，检测并处理兴趣刺激。

萎缩（*atrophy*，希腊语，名词）

组织的崩解及损失。

细胞包涵体（cellular inclusion，医学，名词）

存在于细胞内的一类小实体。

血管性痴呆（vascular dementia，医学，名词）

由血管受损引发、导致脑血流减少或受阻继而产生类似阿尔茨海默氏病症状的一种进展性的神经退行性疾病。

雅各布－克罗伊茨费尔特病（Jakob-Creutzfeldt disease，医学，名词）

由朊蛋白（一种由蛋白质组成的传染源）导致的一种快速进展性的神经退行性疾病。

乙酰胆碱（acetylcholine，化学，名词）

一种帮助神经元相互沟通的化学神经递质。

语义记忆（semantic memory，医学，名词）

用于存储事实信息和意义的记忆类型。

语义变异型原发性进行性失语（semantic variant primary progressive aphasia，医学，名词）

影响颞叶并导致词义理解困难、找词困难或给人与物命名困难的一种进展性的神经退行性疾病。

远事记忆（remote memory，医学，名词）
长期存储于工作记忆、可被无限期提取的信息。

枕叶（occipital lobe，医学，名词）
每侧大脑半球的后部，帮助处理视觉信息。

正电子发射断层显像（PET）扫描（positron emission tomography [PET] scans，医学，名词）
利用脑部扫描仪与放射性物质（示踪剂）生成脑部代谢活性与（异常）蛋白质聚集影像的一种成像技术。

推荐阅读

Benson, Frank, and Jeffrey L. Cummings. *Dementia: A Clinical Approach*. 1992.

Berchtold, Nicole, and Carl Cotman. "Evolution in the Conceptualization of Dementia and Alzheimer's Disease: Greco-Roman Period to the 1960s." *Neurobiology of Aging*. 1998; 19: 173–89.

Camus, Albert. *The Stranger*. 1942.

Chopin, Kate. *The Awakening*. 1899.

de Saussure, Ferdinand. *Course in General Linguistics*. 1916.

Dickens, Charles. *David Copperfield*. 1850.

Dickens, Charles. *Great Expectations*. 1861.

Dickens, Charles. *Oliver Twist*. 1838.

Dickinson, Emily. "The Brain—is wider than the Sky—." 1862.

Dickinson, Emily. "I felt a Funeral, in my Brain," 1861.

Dreiser, Theodore. *An American Tragedy*. 1925.

Edwards, Jonathan. "Sinners in the Hands of an Angry God." 1741.

Eliot, T. S. "The Love Song of J. Alfred Prufrock." 1915.

Emerson, Ralph Waldo. "Nature." 1836.

Fariña, Richard. *Been Down So Long It Looks Like Up to Me*. 1966.

Faulkner, William. *The Sound and the Fury*. 1929.

Fielding, Henry. *The History of Tom Jones, a Foundling*. 1749.

Friedan, Betty. *The Feminine Mystique*. 1963.

Ginsberg, Allen. "Kaddish." 1961.

Ginsberg, Allen. "A Supermarket in California." 1955.

Gladwell, Malcolm. "Complexity and the Ten-Thousand-Hour Rule." 2013.

Goedert, Michel. "Oskar Fischer and the Study of Dementia." *Brain*. 2009;132:1102–111.

Golding, William. *Lord of the Flies*. 1954.

Greer, Germaine. *The Female Eunuch*. 1970.

Hawthorne, Nathaniel. *The Scarlet Letter*. 1850.

Homer. *Iliad*.

Hughes, Thomas. *Tom Brown's School Days*. 1872.

Ionesco, Eugène. *Rhinoceros*. 1959.

Irving, Washington. "Rip Van Winkle." 1819.

Ivry, Benjamin. "Why Philip Roth Pissed Off So Many Jewish Readers." *Forward*. 2018.

Joyce, James. *Ulysses*. 1922.

Katzman, Robert. "The Prevalence and Malignancy of Alzheimer's Disease: A Major Killer." *Archives of Neurology*. 1976; 33: 217–28.

Kerouac, Jack. *On the Road*. 1957.

Konigsburg, E. L. *From the Mixed-Up Files of Mrs. Basil E. Frankweiler*. 1967.

Lewis, Sinclair. *Main Street*. 1920.

Melville, Herman. "Bartleby, the Scrivener." 1853.

Melville, Herman. *Mardi*. 1849.

Melville, Herman. *Moby-Dick*. 1851.

Michener, James. *The Source*. 1965.

Miller, Z. A., M. L. Mandelli, K. P. Rankin, et al., "Handedness and Language Learning Disability Differentially Distribute in Progressive Aphasia Variants." *Brain*. 2013; 136: 3461–73.

Nabokov, Vladimir. *Lolita*. 1955.

Norris, Frank. *McTeague*. 1899.

Orwell, George. *1984*. 1949.

Pirsig, Robert. *Zen and the Art of Motorcycle Maintenance*. 1974.

Poe, Edgar Allan. *The Narrative of Arthur Gordon Pym*. 1838.

Poe, Edgar Allan. "The Raven." 1845.

Pynchon, Thomas. *Gravity's Rainbow*. 1973.

Pynchon, Thomas. *Inherent Vice*. 2009.

Roth, Philip. *Portnoy's Complaint*. 1969.

Salinger, J. D. *Catcher in the Rye*. 1951.

Segal, Erich. *Love Story*. 1970.

Shakespeare, William. *Hamlet*. 1609.

Stevenson, Robert Louis. *Strange Case of Dr. Jekyll and Mr. Hyde*. 1886.

Stowe, Harriet Beecher. *Uncle Tom's Cabin*. 1852.

Teng, Edmond, and Larry Squire. "Memory for Places Learned Long Ago Is Intact after Hippocampal Damage." *Nature*. 1999; 400: 675–77.

Thomas, Dylan. "Do Not Go Gentle into That Good Night." 1951.

Thoreau, Henry David. *Walden*. 1854.

Tolkien, J. R. R. *The Hobbit*. 1937.

Tomlinson, Bernard, Gary Blessed, and Martin Roth. "Observations on the Brains of Demented Old People." *Journal of the Neurological Sciences*. 1970; 11: 205–42.

Tomlinson, Bernard, Gary Blessed, and Martin Roth. "Observations on the Brains of Non-Demented Old People." *Journal of the Neurological Sciences*. 1968; 7: 331–56.

Turner, Frederick Jackson. "The Significance of the Frontier in American History." 1893.

Twain, Mark. *Adventures of Huckleberry Finn*. 1884.

Uris, Leon. *Exodus*. 1958.

Weinstein, Cindy. *The Literature of Labor and the Labors of Literature: Allegory in Nineteenth-Century American Fiction*. 1995.

Weinstein, Cindy. *Time, Tense, and American Literature: When Is Now?* 2015.

Whitman, Walt. *Leaves of Grass*. 1855

薄荷实验
think as the natives

“薄荷实验”是华东师范大学出版社旗下的社科学术出版品牌，主张“像土著一样思考”（Think as the Natives），以期更好地理解自我、他人与世界。该品牌聚焦于社会学、人类学方向，探索这个时代面临的重要议题。相信一个好的故事可以更加深刻地改变现实，为此，我们无限唤醒民族志的魔力。

MINT LAB 薄荷实验·已出书目

《香港重庆大厦:世界中心的边缘地带》

麦高登 著 杨玚 译

《特权:圣保罗中学精英教育的幕后》

西莫斯·可汗 著 蔡寒韫 译

《音乐神童加工厂》

伊莎贝拉·瓦格纳 著 黄炎宁 译

《学以为己：传统中国的教育》

李弘祺 著

《乳房：一段自然与非自然的历史》

弗洛伦斯·威廉姆斯 著 庄安祺 译

《美丽的标价：模特行业的规则》

阿什利·米尔斯 著 张皓 译

《喂养中国小皇帝：儿童、食品与社会变迁》

景军 主编 钱霖亮、李胜等 译

《给无价的孩子定价：变迁中的儿童社会价值》

维维安娜·泽利泽 著 王水雄等 译

《唐人街：镀金的避难所、民族城邦和全球文化流散地》

王保华、陈志明 主编 张倍瑜 译

《捡垃圾的人类学家：纽约清洁工纪实》

罗宾·内葛 著 张弼衎 译

《人行道王国》

米切尔·邓奈尔 著 马景超、王一凡、刘冉 译

《清算：华尔街的日常生活》

何柔宛 著 翟宇航等 译

《看上去很美：整形美容手术在中国》

文华 著 刘月 译

《找工作：关系人与职业生涯的研究》

马克·格兰诺维特 著 张文宏 译

《道德与市场：美国人寿保险的发展》

维维安娜·泽利泽 著 姚泽麟等 译

《末日松茸：资本主义废墟上的生活可能》

罗安清 著 张晓佳 译

《母乳与牛奶：近代中国母亲角色的重塑（1895–1937）》

卢淑樱 著

《生老病死的生意：文化与中国人寿保险市场的形成》

陈纯菁 著 魏海涛、符隆文 译

《病毒博物馆：中国观鸟者、病毒猎人和生命边界上的健康哨兵》

弗雷德雷克·凯克 著 钱楚 译

《感情研究指南：情感史的框架》

威廉·雷迪 著 周娜 译

《培养好孩子：道德与儿童发展》

许晶 著 祝宇清 译

《拯救婴儿？新生儿基因筛查之谜》

斯蒂芬·蒂默曼斯、玛拉·布赫宾德 著 高璐 译

《金钱的社会意义：私房钱、工资、救济金等货币》

维维安娜·泽利泽 著 姚泽麟等 译

《成为三文鱼：水产养殖与鱼的驯养》

玛丽安娜·伊丽莎白·利恩 著 张雯 译

《生命使用手册》

迪杰·法桑 著 边和 译

《不安之街：财富的焦虑》

瑞秋·谢尔曼 著 黄炎宁 译

《寻找门卫：一个隐蔽的社交世界》

彼得·比尔曼 著 王佳鹏 译

《依海之人：马达加斯加的维佐人，一本横跨南岛与非洲的民族志》

丽塔·阿斯图蒂 著 宋祺 译

《风险的接受：社会科学的视角》

玛丽·道格拉斯 著 熊畅 译

《人类学家如何写作：民族志阅读指南》

帕洛玛·盖伊·布拉斯科、胡安·瓦德尔 著 刘月 译

《亲密的分离：当代日本的独立浪漫史》

艾莉森·阿列克西 著 徐翔宁、彭馨妍 译

《亨丽埃塔与那场将人类学送上审判席的谋杀案》

吉尔·施梅勒 著 黄若婷 译

《实验室生活：科学事实的建构过程》

布鲁诺·拉图尔、史蒂夫·伍尔加 著 修丁 译

《德国电梯社会：一个欧洲心脏地区的危机》

奥利弗·纳赫特威 著 黄琬 译

《封面之下：一本小说的创作、生产与接受》

克莱顿·柴尔德斯 著 张志强、王翡 译

《离开学术界：实用指南》

克里斯托弗·卡特林 著 何啸风 译

《影子母亲：保姆、换工与育儿中的微观政治》

卡梅隆·林·麦克唐纳 著 杨可 译

《诊所在别处：成瘾人类学和药物依赖下的青少年》

托德·迈耶斯 著 姚雨萌 译

《特殊待遇：来自亚洲一流医院的医学生》

安娜·鲁多克 著 于茗骞 译

《生活在写作之中：与契诃夫一同磨砺民族志技艺》

基伦·纳拉扬 著 淡豹 译

《修复世界：保罗·法默博士与下一代医生的对话》

保罗·法默 著 张晶 译

《金门：美国住房之战》

康纳·多尔蒂 著 相欣奕 张美华 译

《拍电影的人类学家：先驱让·鲁什的田野与民族志研究》

保罗·斯托勒 著 杨德睿 译

《寻找正确的单词：一个关于文学、悲伤和大脑的故事》

辛迪·温斯坦、布鲁斯·米勒 著 鲍伟奇 译

◎

薄荷实验·中文原创

《生熟有道：普洱茶的山林、市井和江湖》

张静红 著

《过渡劳动：平台经济下的外卖骑手》

孙萍 著

《薄暮时分：在养老院做田野》(暂名)

吴心越 著

Finding the Right Words: A Story of Literature, Grief, and the Brain
By Cindy Weinstein & Bruce L. Miller

Published by arrangement with Johns Hopkins University Press. Baltimore, Maryland through Chinese Connection Agency

上海市版权局著作权合同登记 图字：09-2022-0005 号